U0003917

CARE

Good Care ,
Good Living

CARE
Good Care,
Good Living

CARE

Good Care ,
Good Living

CARE

Good Care ,
Good Living

CARE

Good Care ,
Good Living

care 03

氣血的旋律

作者：王唯工
新版統籌：王恬中
責任編輯：艾青荷
美術設計：楊啟巽
內文排版：許慈力、Sunline Design
校對：吳憶鈴 金文蕙 艾青荷

法律顧問：全理法律事務所董安丹律師、顧慕堯律師
出版者：大塊文化出版股份有限公司
臺北市 105022 南京東路四段 25 號 11 樓
www.locuspublishing.com
讀者服務專線：0800-006689
TEL：（02）87123898　FAX：（02）87123897
郵撥帳號：18955675　戶名：大塊文化出版股份有限公司

總經銷：大和書報圖書股份有限公司
地址：臺北縣五股工業區五工五路 2 號
TEL：（02）8990-2588（代表號）　FAX：（02）2290-1658

初版一刷：2010 年 2 月
二版一刷：2022 年 10 月

定價：新臺幣 350 元
Printed in Taiwan.

氣血的旋律

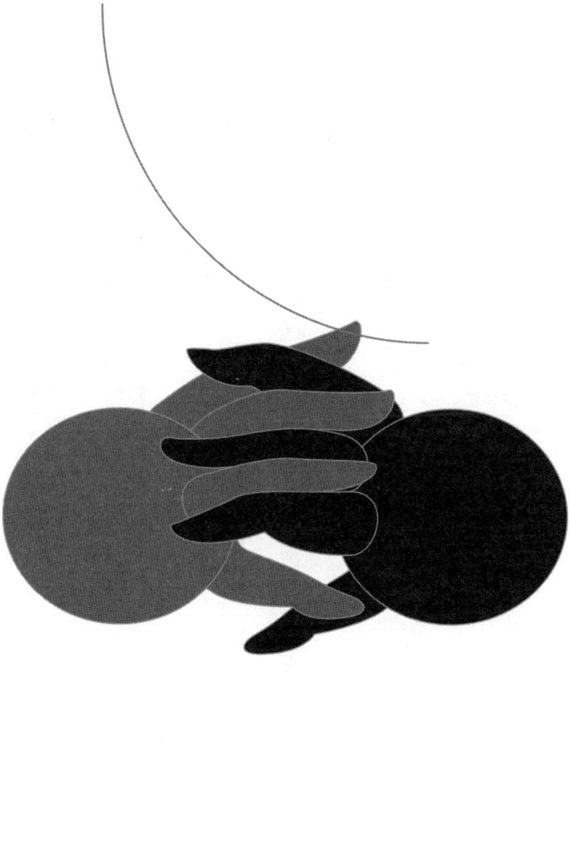

王唯工 著

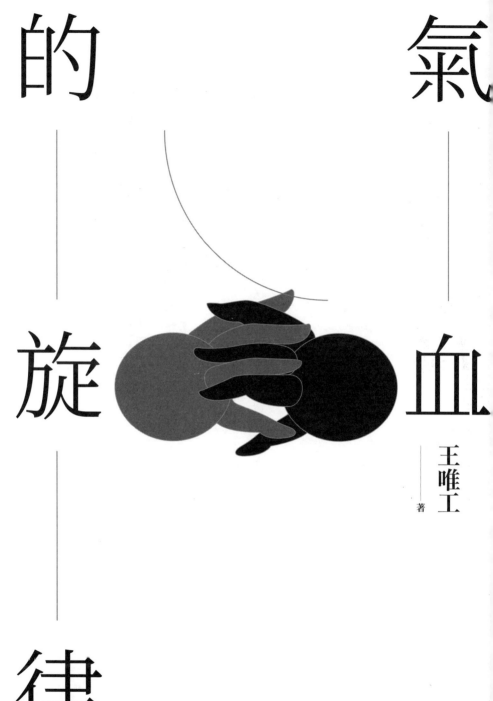

關於《氣的樂章》二十周年新版 ❖

從叛逆到承接父親衣缽 回憶父親的脈診之路

王恬中
金姆健康科技總經理

雖然《氣的樂章》在二〇〇二年就出版了，而我的《氣的樂章》卻是二〇〇八年我從韓國回來臺灣過中秋節的時候，爸爸送給我的，上面有爸爸的題字：

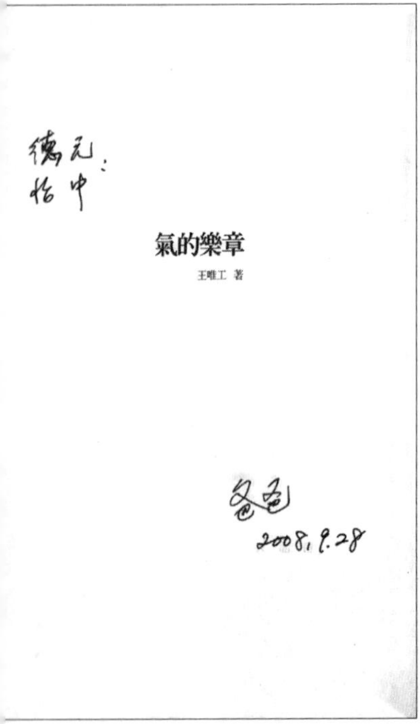

一出生就拿到「叛逆劇本」的我，從沒想要好好了解自己的爸爸在研究什麼，甚至覺得研究「世界級老扣扣的中醫」很丟臉，所以二〇〇八年拿到書之後，也只翻看自序就收起來了……

在一位「大師」底下成長，我的人生目標從最初的「想得到認可」而不可得後，變成了極度地「叛逆」，覺得一定要走出一條路來展現自己。走了一大圈後才發現「大師」應該也在等待我的認可。而我們都錯過了可以面對面互相認可的機會……

二〇一五年爸爸生病後，他最擔心的不是自己的身體，也不是家人的未來，而是脈診的研究會不會後繼無人，於是先把在美國的哥哥拉回來繼續脈診儀器的研發，然後也開始幫我們上中醫脈診課。

當時回臺灣做「看護」時，我的工作內容不是翻身、拍背與餵飯，而是上課、筆記與考試。最初，我覺得就敷衍一下，把他教的筆記背起來就可以應付考試了。沒想到他考的內容都不是硬記死背就能通過的，所以最後這段日子，還是一直聽到他從小對我的評價：「怎麼那麼笨，怎麼不懂舉一反三。」我心裡暗下決心，等他病好了，我還是趕快回韓國好好做我的營養獸醫師，別蹚這「渾水」了，只是我並沒有等到那一天……

在最後那段期間，他一心求死，我一直以為是因為疾病痛苦，沒想到他的答案卻是：「我在這個世界已經不能再做什麼，想趕快去另一個世界造福那邊的人……」

我才意識到，大部分的人在意的都是自己的家小，而爸爸在意的卻是「大家」，他不在意自己的身體、不在意家人的未來，因為在他的心裡，在乎的是世界上的所有人。能不能變得更好、更幸福。當下我被他「救世濟人」的理想感動，熱血沸騰之下告訴他：「這個世界的人，我包了！」請他放心。從那時候開始，我全心全意學習脈診、中醫，也開始閱讀他每一本書，可惜沒有多久後，爸爸就離開了。

當我放下我的驕傲與成見，仔細閱讀爸爸的書時，才發現原來他的研究是如此地科學、嚴謹、而且廣博，我讀了這麼多年生理學卻從來沒想過的生理問題，在他的推敲解說之下，突然豁然開朗。

今年年初因為自己的「毛小孩」病重，我突然很想念爸爸，以前毛孩生病時他都會給我很多指導，而他現在不在了，我只能把他的書、還有當初他幫我上課的筆記都拿出來再複習，從中找到許多有用的內容，讓毛孩的最後一哩路舒緩不少。

這一次重新細讀《氣的樂章》，有更深的體悟。因為爸爸不只是在物理學有很深的造詣，在生物、電機、生理、生化以及中西醫學也都有很廣闊的涉獵。一般人閱讀的時候，會從自己已備的知識和背景來理解與學習，相信大家過了多年後，眼界與知識都更上一層樓，再次重讀新版，一定也會有許多收穫與喜悅。

二十年後的今天，我很想跟爸爸說：「您寫的書真的是經典，而且您對人類的愛真的是『英雄』。對不起，我沒有早點放下我的叛逆劇本，一直到您離開之後才發現這些事實，還好有那麼多懂得欣賞您的讀者朋友們陪著您一起追逐夢想，而且您離開後，還繼續為我們加油！跟您一樣成為『大師』，我這輩子應該是不可能了，但是我們會一直努力下去，把您留給這個世界的『愛』讓更多的人接收到。」

二〇二二年是《氣的樂章》發行出版二十周年，非常感謝大塊文化董事長郝明義以及怡君、青荷一起努力將本書與系列叢書重新整理、編輯，為了讓大家閱讀更便利，也規畫電子版本的發行，讓大家不僅可珍藏紙本系列，也可在手機和電子閱讀器裡讀電子版，便於隨時翻閱查找。

真心感謝大家二十年來對《氣的樂章》系列以及爸爸的支持，邀請您再次閱讀《氣的樂章》、《水的漫舞》、《氣血的旋律》、《氣的大合唱》，也希望大家能健康地陪著我們一起努力，將爸爸改變世界的夢想，繼續延續下去！

二〇二二年八月

二十周年紀念推薦序 ❖

他發現了中醫把脈的科學原理

李嗣涔

臺大榮譽教授

一九八七年，當時國科會主任委員陳履安先生為了推展氣功的科學研究，請當時的副主任委員鄧啟福先生（後來擔任過國立交通大學的校長）邀請學術界約二十位學者一起從事氣功研究。我與當時中央研究院物理研究所的王唯工教授也同時參加，因此與他結緣。我聽說他做的一個大鼓可以讓人產生氣感，特地去他在中研院的辦公室參觀感受一下。他請我坐在椅子上，雙腿夾著大鼓，他拿起鼓槌敲在鼓面，「咚」的一聲，讓我全身震動，產生強烈的氣感。原來氣與身體的震動有關，顯然他是研究「氣」的先行者，於是我開始對他有關「氣」的研究開始產生興趣。

慢慢地我了解到王教授是生物物理方面的專家，專注於血循環的動力研究，他修正現代血循環理論，將血循環與中醫的經絡穴道聯結，進而發展出血循環需要血管、經絡、穴道所形成的共振網路配合，以輸送養分的概念。並將創造出來的新理論應用到中醫脈診的科學解釋，並將中醫精華的經絡與氣統合在一個大科學假說中。二〇〇二年他終於把這個大假說以科普方式寫出第一本書《氣的樂章》，一時洛陽紙貴，造成轟動，一年再刷八次。這是第一本從物理及生理層面去理解中醫「氣」與「經絡」科學本質的著作，理論奠基於血循環所造成血壓的傅立葉頻譜轉換。由於心跳有一基本頻率，根據王教授的理論，它的倍頻相應於不同的經絡產生共振，代表血液對這條經絡的供需，理論合理且簡單易懂，對我們這種學過工程，但是中醫的門外漢特別容易了解。我一向對中醫抱著神祕敬畏的心理，王教授提出的把脈科學原理，讓我窺見到祕密被局部揭開的喜悅。

二〇〇七年到二〇一一年，王教授連出三本書——《水的漫舞》、《氣血的旋律》、《氣的大合唱》。其中《水的漫舞》是他對中醫「溼」的深入理解，發現體內二氧化碳的濃度太高與溼有關。因此他從身體的環保，如何排除體內多餘的二氧化碳所引起的生理及化學反應談起，並且身體力行，用實證的方法來證實他的體內二氧化碳環保及除溼的理論，令人信服。

接下來王教授將血循環不好所導致的疾病詳細分析於《氣血的旋律》、《氣的大合唱》兩本書，比如病毒入侵身體會導致第3(脾經)、第6(膽經)和第9(三焦經)經能量下降而虛弱，並從高頻經絡逐漸向低頻的五臟經絡「心肝脾肺腎」發展。循序漸進，讓人了解外感病毒的侵襲人體發展的順序，可以用適當的中藥形成重重的保護網。

除此之外，王教授也針對特殊慢性病（如高血壓）在中醫邏輯體系下如何了解與施治進行研究，同時深入分析中藥歸經的理論，並提出脈診實驗測試的證據，讓人相信《神農本草經》中所描述中藥歸經的現象確實存在，只是歸經的物理或生理原因還沒有發現。王教授已經辭世，這有待王教授的學生們或其他中醫繼續努力，解開這些謎團。

可以說，王教授花了三十年時間建立了血循環的新理論，並應用來破解中醫把脈及經絡之謎，是兩千年來中醫聖經《黃帝內經》出版以來一項重大的科學突破。我有幸因為氣功的研究認識了王唯工教授，觀察了他數十年在中醫科學化方面的突破，是我此生的幸運，也樂意為他的著作出版滿二十周年新版寫一序言。希望有更多的科學家效法王教授，逐步破解中醫之謎，將中華文化的遺產發揚光大於現代科學的殿堂。

二〇二二年　八月

以科學之心
引領世人領略中醫博大精深之美

沈邑穎　古典針灸派傳人、《經絡解密》作者

很高興有這個機會來跟大家推薦王唯工教授精心撰寫氣的四本書。

王教授第一本書《氣的樂章》提到研習中醫過程中，曾向四位中醫師請益，其中一位正是我的恩師周左宇老師。嫡傳自周老師的古典針灸派，《黃帝內經》、《神農本草經》及《傷寒論》等中醫典籍是我們研讀的重點，運用在日常門診都取得不錯的療效。

中醫是一個早熟且完備的醫學體系，也因此中醫古籍的文字與意涵比較古奧，對於現代的中醫師及有興趣的研習者還有一些難以跨越的「高牆」。感謝受過嚴謹科學教育的王教授以現代的知識和儀器，來呈現中醫核心概念，例如看不見、摸不到的「氣」和「經絡」等，

讓我們得以「翻牆」進入中醫現代化之門。

王教授所著「氣的四部曲」各有特色，同時互有連結，內容非常豐富，僅提出部分內容與中醫結合，跟大家分享。

首部曲《氣的樂章》登場，氣勢磅礴，王教授以其物理學專業，透過現代研究，提出中醫所注重的「氣」是一種「共振」，是血液循環的原動力，這也是王教授的核心理論。

中醫認為氣與血是維持生命的重要物質，自古以來就非常重視氣血的生成與運行，並指出「氣為血帥」，即氣是血液在體內循行的重要推手。當人生病時，常常先出現氣的異常，然後再出現血液問題。氣血共同循環於經脈與血脈中，其狀態也會反映在脈上面，而這正是中醫脈學的重要依據。若要早期診斷出循環疾病，中醫的脈學是一個很好的切入點，王教授也說「脈診是人體狀態的總報告」，運用脈診儀來檢測。

王教授分析近代十大死因多與血液循環惡化有關，而血液循環疾病正好是中醫最擅長治療的疾病。王教授透過對於心臟與心跳的「七問七答」，深入研究心臟以及血液流動，提出一個新的血液循環理論——「共振」原理。認為共振的氣才是解決現代疾病的重點，並將此共振原理用在脈診以上，從而發現十到十二個諧波。

在王教授的系列書籍中，有兩項內容是從頭到尾貫穿的：一是透過脈診儀所發現的諧波，二是透過共振將這些各自獨立的諧波，形成功能組合。其中王教授最常討論者，如三六九諧波組合代表人體從內而外的功能特性，與防禦機能有關，二四六諧波組合是人體從下而上的功能特性，與上中下三焦有關。諧波組合與中醫的整體觀不謀而合。透過這些組合能更深入探討各類內在、外在疾病的發病、診斷與治療方向。

王教授所提出的經絡共振觀，也符合中醫的傳統理論，如從諧波發生的共振順序來看：諧波一～四為五臟，屬於陰性，分別為肝、腎、脾、肺、心（王教授說因為第十一諧波能量太小，未能確定），心包為第〇諧波。此順序與五臟在體內的位置相對應，從下向上發展：

諧波五～十為六腑，屬於陽性，以經絡來討論會比較清楚：

五為胃，六為膽，七為膀胱，可視為足三陽經；

八為大腸，九為三焦，十為小腸，可視為手三陽經。

這六個諧波的順序剛好對應經絡系統中，手足六陽經在人體的分布特性：從人體正面的陽明——側面的少陽——後面的太陽，也就是說六腑諧波的分布是由前面，經過側面，然後到後面，與經絡分布不謀而合，可見中醫的經絡系統是確實可信可用。

中醫的十二經絡系統到底是何物呢？王教授以彈簧模型說明經絡是由動脈、靜脈、器官加上穴道所形成的彈簧共振網。這項看法非常有助於臨床診斷和取穴治療。

王教授應用諧波研究中醫各個領域，如陰陽五行、虛實補瀉、中藥、安慰劑、針灸、穴位、子午流注、死脈，甚至靜坐等，還探討中醫一些深奧的內涵，如《黃帝內經》中最全面的脈診法「三部九候」，也為中醫歷代難解的「三焦」提出建設性的看法。

王教授不僅研究無形的氣血，也研究有形的人體結構，特別重視頸椎和脊椎的復健，還提出許多調整脊椎的方法。王教授認為氣血與結構之間會互相影響，此與中醫對於人體的看法，真是英雄所見略同。中醫觀察人體內在的五臟六腑透過經絡與外在的四肢軀幹相連結，所以「有諸內必形諸外」，內臟與軀體是一體的，這也是中醫整體觀的特色。

二**部曲《水的漫舞》是王教授親身經歷的佛心之作**。首部曲《氣的樂章》從氣的角度，討論人體營養的輸送，本書則從水與血的角度，討論現代人常見的代謝障礙——水腫。由於二氧化碳殘留在身體組織，與水結合產生酸水，成為身體的毒素，因而百病叢生。

王教授指出貧血的人容易水腫，尤其是女性，這剛好呼應了中醫典籍《金匱要略》中「當歸芍藥散」，正是治療貧血兼水溼停留體內的婦科名方。

該如何排出這些酸水毒素呢？王教授依據能量的食物觀，提出脂肪是較佳的能量來源，因為產生同樣能量，脂肪所生成的二氧化碳，比碳水化合物少百分之二十五。此外也可以透過運動，如有氧舞蹈、氣功等運動來增加氧氣，伸展肢體以用力拉長酸水容易集結的組織，以排出酸水。本書可視為四部曲中的自我保健版。

可以說，《氣的樂章》和《水的漫舞》完成了人體氣與血的合體運作探討。

在三部曲《氣血的旋律》中，王教授進一步說明氣就是在血管及血液中傳送的聲波，此聲波與各器官共振，器官與穴道就是一個個的共鳴箱，成為推動血液進入該器官、該經絡的動力，中國學者祝總驤教授也曾提出中醫經絡是傳送聲波的管道。

書中還應用三六九諧波組合和二四六諧波組合，深入探討病毒感染、高血壓和心血管阻塞等三種常見疾病中，氣血在體內的模式。

最早能辨認病毒感染的脈象為第三的脾、第六的膽、第九的三焦，此三個諧波能量同時變小，代表此三諧波組合與人體具有防禦能力的衛氣密切相關。

書中特別提到，面對病毒感染，身體為了自救，會將血液調回第四的肺和第七的膀胱來保護內臟，尤其是心、肺兩臟。此觀點與中醫的通經理論有相似處，膀胱經分布在人體背面，是全身循行最長，穴位最多的經絡，中醫稱之為「巨陽」或「太陽」，表示陽氣非常充足，與主一身之表的肺，共同串起人體防禦外邪侵襲的第一道防線。這麼厲害的經絡，心肺兩臟當然要出手管理，所以就透過了五門十變法及臟腑通治法這兩種通經法，讓心肺都能與膀胱經相通。

王教授強調膀胱經的重要性，因為膀胱經上的背俞穴是運送血液給交感及副交感神經的轉運站。依據中醫理論，膀胱經在背部循行上分布有五臟六腑的背俞穴，既是臟腑功能的反應區，也是調整臟腑功能的治療區，因此中醫前輩黃民德先生認為膀胱經是內臟健康的樞紐，民俗療法特別喜歡在背部按摩、刮痧、拔罐等，自有其理。

王教授觀察多位高血壓病患都出現第四諧波太小現象，因此推論高血壓屬虛證，主因是肺氣不足，中焦氣不足。此處的中焦是指第四諧波肺。二四六諧波分屬人體的上中下三焦，其中第二的腎為下焦，第四的肺為中焦，第六的膽為上焦，這個見解與傳統中醫不符，但若理解王教授是以全身從頭到腳來區分三焦的概念，就能接受肺為中焦的看法。

因為這樣的認知，王教授以第四諧波為中心，在中焦治療或自我保健時，都建議補肺、補中、練中焦之氣為目標。

個人很喜歡「動脈回流圈」概念，在《氣的樂章》中，王教授指出回流圈是中醫急救穴位所在，如人中、勞宮、湧泉等，在此基礎上，臨床應用會更為顯效。在《氣血的旋律》中，王教授指出體循環大血管系統是如環無端的回圈，這種環狀結構易於維持血壓，但肺循環沒有回圈，只有樹枝狀的分岔，以便將肺泡都浸潤。中醫也強調人體經脈相連如環無端，持續灌注，同時還體現了陰經與陽經之間的陰陽交會。

第四部曲《氣的大合唱》，王教授深入探討在《氣的樂章》中曾提及的三焦以及三部九候。王教授認為三焦有兩種概念：

1、將身體分為上焦、中焦、下焦的「三焦」：血管共振分上中下，即二四六諧波。王教授發現上中下三焦的長度比為1：2：3，再分析三部九候的血流，發現也存在這個比率，即到頭、到手、到腳的諧波分別為六、四、二，符合1：2：3或3：2：1。

2、本身為一個系統的「三焦經」：相當於全身的腠理部位，因為有了三焦經，人類才能全身出汗，其諧波為九，和全身的氣有關，與其共振的諧波為三、六，也符合1：2：3比率。

王教授還以三、六、九共振來探討《傷寒論》病情的轉化，肌肉皮膚共振分表、半表半裡、裡，即三六九諧波，因此與衛系統密切相關。

王教授再次總結兩諧波組合：

三、六、九諧波是表與裡的規畫；

二、四、六諧波為上下或進↓出↓用的規畫。

個人淺見，三六九諧波的氣機偏於內外之間的橫向流動，二四六諧波的氣機偏於上下之間的縱向流動。六諧波的膽出現在兩個組合，王教授說「膽經為兩組和弦之共同頻率」，位於氣機流動樞紐的膽，中醫稱之為少陽，屬於春天開始要生長的樹木，具有很強的生命力，膽又為「中正之官，決斷出焉」，「凡十一臟皆取決於膽」，重要性其來有自。

王教授指出了左右脈可以反應同側身體的狀況，這確實是我們臨床上常見情況，也就是說，脈象本身不僅僅在寸關尺的位置去呈現臟腑功能，同時也會反映同側軀體的結構和氣血。

首部曲《氣的樂章》以嚴密的架構介紹氣的共振諧波，本書則將這些研究導入中醫系統，繼續探討中西醫的比較，中醫藥的特色等，作為總結，並指引未來中醫研究的方向。本書以《氣的大合唱》為名，真是實至名歸呀！

王教授所提出的氣血共振的諧波，從此研究中醫的臟腑、經絡、穴道、中藥歸經、五行等內容，還有打破傳統二十八脈的格局，認為「二十八脈相只是九牛一毛」，臨床上確實發現二十八脈並不足以概括臨床的各種病症之所見。人體是千變萬化，反映在寸口脈上的變化也是非常多元，唯有透過仔細的思考、動態、整體性的連結，方能從脈象去收集充足的診治資料。

筆者身為經絡研究者以及臨床中醫師，會從臨床應用角度思考。書中有一些內容有待日後觀察，如梅尼爾氏症，除了內耳的不平衡之外，還有耳朵局部結構異常，以及相關聯經絡一些的阻滯現象等，這些因素都會影響治療效果。還有王教授非常有建設性的見解，如：心氣看脾經，心血看膀胱經等，我們也會在臨床時思考應用。

本系列書非常精彩扎實，囿於篇幅，不能盡述其奧妙，請大家慢慢閱讀，享受氣血的和諧樂章。一般讀者或可先從第二部曲《水的漫舞》入門，跟隨王教授的能量觀，從飲食和運動著手，自我照護。若想逐步掌握王教授的研究思路，建議從第一部曲《氣的樂章》著手，此書內容最為豐富，理解難度也較大，但卻是系列書的敲門磚，後續的三部曲會提供更多的臨床研究與探討，相信讀者會有倒吃甘蔗的喜悅。

身為現代中醫師，我們深深了解，中醫歷經數千年淬鍊，其堅強的的生命力來自能與時並進，跨越時間、空間及人種的高度和廣度，因此成為「經典醫學」。身為中醫繼承人，我們肩負承先啟後的重責，不僅深入中醫之海，鑽研通達中醫理論，並需充分了解及掌握現代科學知識及儀器，將古典和現代知識有機結合，透過臨床應用，反覆驗證與提升，如此方為萬民之福。

感謝王教授帶領我們搭乘科學列車，聆聽氣的樂章，欣賞水的漫舞，以氣血旋律與合唱，共振諧波來穿梭古今，讓隱身體內的氣和經絡得以華麗現身，開拓出一條融合中醫與科學的自我保健與整體醫療的康莊大道。

二〇二二年八月

中醫科學化的實踐之道

黃怡超
衛生福利部中醫藥司司長

中醫歷經數千年臨床實證，歷久彌新，至今也越來越多研究證明中醫藥臨床上的效果。然而流傳數千年的中醫在一些定義或操作上不太明確，無法對應到現代醫學而遭到世人的誤解。也因為定義與操作上的不明確，在傳承上需要多年與經驗豐富的老中醫學習才有可能出師。

王唯工教授感念於此，在一九八八年設計出脈診儀的原型機，並提出了動脈循環共振理論。有別於其他以血液流體力學為主的循環理論，血壓脈波沿著動脈系統以徑向振動的方式向末端傳遞，各器官或血管叢的共振頻率為位於主動脈的共振頻率的整數倍，以達成與心跳的共振，提升傳輸效率，而脈波各諧頻的能量大小正代表著中醫十二經絡循環狀的狀態。在這理論的背後，王教授大膽假設、小心求證，由物理系統模型的試驗，看到脈診科學化的可能性，接下來一連串物理仿體的試驗、動物器官的響應研究，以致嚴謹的數學模型的建立，為整套理論系統打下穩固的根基。王教授提出的「氣血共振理論」開拓中醫研究的新局面，更將中西可以併治的手法以科學理念完全呈現，令人感佩。難得的是王教授的研究成就卓越優異，相關脈的研究成果刊登在許多國際一流學術期刊，包括《Circulation Research》等；另一方面，又能以科普著作，將脈的理論堂奧，向一般讀者介紹。

王教授撰寫的《氣的樂章》迄今發行滿二十周年，本書將血液循環理論做了清楚的說明，並根據研究結果，說明這個理論與中醫、疾病和養身的關係；他找到了一個讓中醫以科學語言溝通的方法，提供一種角度，進而理解中醫，理解「氣」、「經絡」、「陰陽五行」之於人體的意義。

《水的漫舞》則是對中醫「溼」的理解，繼而從身體該如何環保，該如何排除體內多餘的二氧化碳談起，並以實證的方法證實「氣」與「水」是健康的一體兩面，該如何透過正確的飲食和運動，排除的體內二氧化碳。

接下來二書《氣血的旋律》與《氣的大合唱》，更可見王教授分析因血循環不佳而導致的慢性疾病，針對特殊慢性病如高血壓與心血管疾病在中醫的邏輯下是如何了解與診治，也深入分析在各個相關領域裡、臨床上做相關的應用與研究，如中藥歸經、針灸效應、食物歸經、藥理比較、臨床研究等，發表了超過一百五十篇國際期刊論文，反覆地驗證整套循環共振理論，同時也為一些中醫理論提供了科學的解釋與基礎。

王唯工教授的血液循環理論今日由兒女接手推廣，其研發的科學脈診更與日常生活應用結合，實踐在生活中。中西醫學的結合一直是我在崗位上努力推動的政策目標，近年也可見中醫儼然已從另類醫學變成可以與西方醫學互補的整合醫學；而王教授三十多年的心血結晶更驗證了東西應該融合併治的智慧。

藉著《氣的樂章》出版二十周年的紀念與回響，也希望能帶動國人對中醫的進一步理解，一同緬懷王唯工教授在中醫科學化之路上努力發揚光大的精神。並延續王唯工教授實事求是的精神，推廣其脈診科學化的理念，持續為科學中醫深耕，落實科學中醫在生活中的實踐。最終達到全民健康全齡樂活的目的，同時也減輕高齡化社會日益擴張的健保負擔。

二〇二二年八月

自序

過去十年，孩子們一個個離家自立，今年更做了祖父，孫女美立六月來報到，自己也由中年邁入老年，可是精神卻愈來愈好。也算運氣好，居然選擇了研究漢唐醫學作為終身志業，一晃眼三十餘年了。每個新想法，每個新經驗，都讓我眼睛為之一亮。更令我歡喜的是，這些新發現，不僅印證了古人的智慧。自己、家人、朋友都成了直接的受益者，如今將心得公開，希望能由華人做起，進而引導全世界，都來享用這桌「氣」的饗宴。

俗語說：「家財萬貫，不如一技在身。」竊以為身懷絕技，不如健康、美麗。這十年來的進展都在量化上的精確，讓我們可以更清楚地分辨各種想法的優劣。這十年的研究主要由我的另一半擔綱，她在我由學術機關退休後，扛起研究的大旗。把漢唐醫學的基礎建立在更穩固的數學與物理之上。

希望這本書能帶給大家身心健康，美麗人生。

二〇〇九年十二月

目錄

關於《氣的樂章》二十周年新版 ❖

004 從叛逆到承接父親衣缽回憶父親的脈診之路　王恬中

二十周年紀念系列推薦序 ❖

008 他發現了中醫把脈的科學原理　李嗣涔

011 以科學之心引領世人領略中醫博大精深之美　沈邑穎

021 中醫科學化的實踐之道　黃怡超

024 自序

028 前言

第一章　氣與血

034 身體之組成與更新

038 血液是生命之泉源

041 心臟為血液之幫浦

第二章　病毒感染

054 感冒

061 膀胱經的重要

064 對抗傷寒之生理反應

067 疫苗是最偉大的發明

第三章　高血壓的辨證論治

072　高血壓
074　血液之分配與調控
078　高血壓之可能成因
082　加強系數
087　中醫對高血壓的看法
090　高血壓的辨證論治

第四章　氣血共振原理

098　血液流灌的方式
101　停留解波與駐波
105　迴圈的奧妙
107　肺循環是體循環的迷你版嗎？
114　體循環的設計

第五章　如果你是人體設計總工程師

128　循環系統上「理論」的要求
130　共振
141　如果你是設計總工程師
152　發生學
154　分頻供血的優勢
158　血液壓力波與交流電之傳送
167　環狀的末端
170　血循環與經絡的關係

第六章　總結

178　過去的研究結果
185　高血壓成因
192　心血管病成因
201　參考資料
212　補充說明

前言

漢唐醫學就像現代的中國，在沉睡數百年之後也該甦醒了。我們分了二個階段，希望讓這隻昏睡的龍先醒過來再恢復生氣，重拾龍威。

在《氣的樂章》中，我們喚醒了這條巨龍，指出了現代生理學在循環理論中的一些盲點，其中最重要的是，認為血液是以流動的動量向前衝，一直衝到各個器官、穴道。所以一開始就提出了七個問題：

一、心臟應該放在什麼位置

二、升主動脈為何轉彎一百八十度

三、器官之分支動脈為何多呈九十度

四、為何有心舒壓

五、心臟為何要規律地跳動

六、為何動物大小與心跳頻率成反比

七、動物如何運動

由這些問題來導出現代生理學中，循環理論不能自圓其說的盲點，在本書中更進而引證肺循環，也就是由右心室把血送到肺臟去吸收氧氣，放出二氧化碳的循環部分。在肺循環中，前述一、二、三、四、七點這些奇怪的現象都沒有發生；而在肺循環中，送血真的是利用血液的流動，也就是動量。西方的生理學者一直把肺循環當成體循環的迷你版，這是錯誤的。並且因而帶領著整個現代醫學的循環系統，不論是生理、病理、藥理，都走入歧途，進而直接造成今日醫療成本的日益高漲，加上資本主義，一切為利潤的人生哲學，使得世上最有錢的美國，也沒能力提供全面的健保。

《氣的樂章》中提出「氣」的觀念，指出共振是氣的源頭，因為是在最好的共振狀態，所以血液可以用很小的能量輸送。而由共振的觀念可以了解許多中醫的想法、名詞、治療的方針。本書中將進一步明確地點出，氣就是在血管及血液中傳送的聲波。這個聲波與各器官之共振，手腳中各個迴圈的共振，是在胎兒發育時逐個形成的。在胎兒發育時，一定得有心跳，而且心臟在所有器官、手、腳都沒分化之前，很早就開始跳動，並引導血管之形成，進而形成器官。此時胎兒的細胞，不論氧氣或營養都依靠媽媽經由胎盤送過來。其實胎兒的心跳與血流並沒有輸送任何重要物質。為何心跳是胚胎發育一定要有的要素？

這個胚胎時期的循環所提供的是「氣」，此時胎兒血管中的血，不必攜帶氧氣營養，不必有開口把血送到組織中去。所以此時可以是閉口的，而且有很強的反射，以形成駐波；這個駐波就成為「氣」的藍圖，在各個諧波的波腹產生各個器官，並在手腳長出各種迴圈。此時是以氣來引領組織的生成，以形成一個完整的身體。

一旦出生之後，嬰兒的肺要打開並開始氧氣的交換。這時原來由胎盤供應的氧氣要由自己的肺來供應。出生時的大哭，就是幫助肺的擴張。而腸胃也同時消化以取代胎盤，自行吸收營養，並提供全身使用，因而出生之後才有胎便。

所以嬰兒出生是個驚天動地的大事，循環系統做了一個全盤的改變，出生前所有物質都靠母親經過胎盤供應，而生長的藍圖則依靠血管中的駐波來監控。出生後，由自己的肺提供氧氣，自己的胃腸提供營養，此時各動脈之末端都要開口了，以提供物質、氧氣，就不可再以駐波的形式存在。但此時各個器官及手腳的各個迴圈，卻將波腹的位置固定住了。所以此時，身體本身就是一個共振體，肝、脾、肺、腎，都是在特定諧波波腹的位置，並與特定諧波共振，所以此時的共振不再依靠反射產生駐波，而是身體本身的共振特性，這個共振特性是在胚胎時，以氣為藍圖的循環系統決定的。

在本書中，我們將這個聲波在血管中的共振，與整個身體的共振做了更精確地描寫，希望讓已經醒來的巨龍充滿生氣。願漢唐醫學成為中國的「氣」，在物質的經濟日進增長的同時，也為華夏的精神注入新「氣」。不僅讓我們以祖先的智慧為榮，也為日益高漲的醫療費用提供良方妙藥。

第一章

氣與血

身體之組成與更新
血液是生命之泉源
心臟為血液之幫浦

身體之組成及更新

在身體中，有各種器官，西醫依系統分類為血液循環、消化、神經內分泌、感覺、泌尿、骨骼、皮膚、生殖等等。中醫則以心、肝、脾、肺、腎、膽、胃、大小腸、心包等經絡來區別；經為直接灌注之管道，絡則為浸潤擴散之區域。這二種分類，看似沒有太多交集，但卻有一個共通的重要元素，那就是「血液」。不論中醫或西醫，血液都是生命之泉源，古代醫藥不發達時，不論東方或西方，男性死亡之主因為戰爭或意外，而致死的最直接原因就是失血。女性死亡之主因為生產，但其最直接的原因也是失血。

身體是由細胞構成的。細胞都能活著，人也就能活著。細胞在身體中，雖然大家共用相同的DNA，但也按其需要，分化成各種不同的形態，產生各種不同的蛋白質，以進行不同的功能性任務。細胞要活著、要工作，就時時需要能量，有時也需要維修。就像冰箱、電視要能工作，一定要插電，這是隨時都需要的能量。用久了，難免有小故障，就得換個燈泡、換個保險絲，甚至要加冷媒、調整一些元件。用久了電器會壞，細胞也一樣，如果損壞嚴重，只好讓它死去，此時身體中的備用細胞，尤其是幹細胞，就會再分裂，來補充這個失去的細胞。身體中的各器官都有有限的再生能力。一般而言，備用細胞都能分裂一定的次數。一旦次數像車票一樣用盡了，該器官就不能再生，再有損傷，就會衰亡，進而威脅人的生存。所以要愛護全身所有的器官，盡量不要以有毒的食物煙酒等等由裡面傷害它；尤其是令體質酸化，大量產生自由基之二氧化碳；二氧化碳雖然為產生能量的必要之惡，但也要像地球環保一樣盡量減量（此點在《水的漫舞》一書中已經述及，不再重複）。

在細胞的再生能力中，有兩個器官是沒有的——心臟與腦子，在發育完成之後，就失去了再生能力註[1]。現代人最可怕的病，一是癌症，那是細胞分裂不再受約束，不只補充已淘汰的細胞而已，更不受車票張數（再生次數）的限制，莫名其妙地不接受任何指令，瘋狂地分裂、生長，最終一枝獨大，不僅破壞其他細胞的功能，也搶走其他細胞的養分，逼死其他細胞，造成生命痛苦的終結。二是腦中風，正因為神經細胞不能自然再生，也沒有方法以醫療手段促進其再生，一旦腦細胞缺氧死亡，它所掌管的功能就永久失去了，半身不遂、植物人

註

1 腦子在最新的研究發現，在一些特殊的條件下，仍有神經細胞再生的可能。

因而產生。三是心臟病，心臟如果中風，細胞因為缺氧而死去，也同樣不能再生，心臟的功能就部分失去。心臟剩下的細胞必須加倍工作，以補足失去的功能，長此以往，難免過勞死。再次發生缺氧，便易死亡。心臟中風復發而惡化的病例，比比皆是。

血液是生命之泉源

細胞要活著，要維持功能，就要有能量，還要有維修的元件及工人。在身體中，能量依靠油脂、碳水化合物、蛋白質的氧化。而維修則多依靠酵素，各種酵素一起工作，不只製造修補用之元件，作為生產元件的工廠，也在細胞中擔任修補工作的工人。酵素多由蛋白質組成，是每個人自行由氨基酸來製造，不能直接吃進來補充。只能吃蛋白質，經過腸胃分解為氨基酸後，吸收來作為元件。家庭要維持，開門就需七件事——柴米油鹽醬醋茶。身體要活著，就要有營養及氧氣的供應，也就是中醫所說的營氣及宗氣。營養主要就是提供能量及維修，而氧氣則是幫助燃燒營養，以產生時時刻刻皆需要的能量。

身體需要營養及氧氣，因為每個細胞都需要營養及氧氣。身體的細胞數以億計，又分布在各個器官之中，內至骨髓、內臟，外至皮膚、指甲、毛髮。每個地方都有細胞，也都需要營養及氧氣。這要如何輸送呢？

身體中的循環系統就接下了這個繁重的工作。循環系統中用的血管，大至直徑一到三公分，小至一公分的千分之一。奇妙的是，每個活細胞都能在附近找到血管，提供其營養及氧氣，否則就立即死亡。這麼長又廣泛的運輸系統，像一張包裹了全身每個細胞的綿密而巨大的網。其中流動著血液，這黏稠的血液中，輸送著生命的要素「各種營養及氧氣」，這像極了城市中的自來水輸送工程。水管要接到每家每戶家中，只是身體可是超過了千萬個細胞用戶的大有機體，遠超過世界上最大的城市的自來水用戶；而血液又是非常黏稠的溶液，不似清水。

心臟為血液之幫浦

複雜的循環系統充滿了神祕，也充斥著各種似是而非的理論（拙著《氣的樂章》已有著墨，不再複述）。這裡要仔細探討的是，這個複雜的系統，它輸送血液的方式究竟為何？中醫認為氣行血，而西方生理學相信心臟是行血的幫浦。

心臟是由肌肉組成的，不能像機械馬達一樣，以旋轉的方式周而復始來產生力量。肌肉只會收縮與放鬆，再收縮再放鬆，重複地工作著。所以心臟就設計了兩個隔間，心房收集並填充血液，以注入心室。心室在充滿血液後，再以強力的收縮，將血液以血流的方式擠壓出去。這個收縮能力之強弱，除了心臟肌肉本身的強弱之外，血液的填充滿度也非常重要。心肌只能放鬆但不能拉長，沒有另一個生理機構幫忙心肌拉長、放鬆。心肌要完全回至最長的放鬆狀態，依靠的是由心房送進的血液，這個血液愈多，心肌就拉得愈長，就像弓箭一樣，弓拉得愈滿，弓弦就會愈長，發射時，箭的速度就愈大。心房中的血液愈多，就能將心室填得愈滿，心肌就像拉滿之弓弦，一下子將血液像箭一樣愈有力地發射出去。所以血液的回流與心肌的強健是循環健康的二大要素。

高等動物，因為進一步的進化，氧氣之交換有了特定、分工的器官——肺來執行。心臟因而有了兩套心房及心室。右邊的一套心房及心室是供肺臟血液用的，經由肺臟充滿了氧氣的血液，再流回左邊的一套心房及心室。最後由左心室發射出來，進入升主動脈，再進入大動脈。

在升主動脈進入大動脈時，血液順著血管之走向，做了一個一百八十度大迴轉，由向上轉為主要向下（除了經過頸動脈流向頭與臉的血液），由心臟發射出來的血液，在這裡強力地衝撞著升主動脈的血管壁，血管壁就像被敲打的琴弦一樣，將動能轉換成血管壁上的振動，這個振動也就是中醫所說的氣。「氣聚膻中」，就是氣由膻中穴，也就是升主動脈之大轉彎處產生。

在大動脈中，血液的輸送與自來水是一樣的，是靠水的靜壓，血的黏滯性比水高了很多。在直徑不到一公分的血管中以動能為驅動力，經由摩擦力的消耗，將是非常可怕的，何況還有許多不到百分之一公分、千分之一公分的小血管。其阻力又要如何克服？

如果只靠靜壓力傳送，流速可以非常小，只要壓力到了小血管，不論口徑多小，只要有個開口連結到壓力較小的空間去，不論壓力差是多少，血液大都能慢慢地流過去，只是黏滯性高則慢些，低則快些。

而身體還有更聰明的設計，正常的組織中，壓力都比大氣壓更低，所以即使到了小血管，已經幾乎沒有什麼波動的靜壓力了，小口徑的血管仍可依靠毛細管現象，將血液送到每個末端的開口處，細小的血管，細小的開口連結到的組織是負壓，就能自然而然地將小血管中的血虹吸出來。這種虹吸可以非常緩慢，所以黏滯性稍高也影響不大。

在大血管中的振動位能，只要能經由振動一波接一波地沿著血管送到比較大的血管，毛細管以及虹吸現象，再加上組織內部的負壓，就能將血液慢慢地引領到組織中來。這個設計有點像都市中自來水的供應：全市公用的供水水塔，可能並不夠高，於是各個超高大廈有自己的馬達，將自來水由底樓打到屋頂的水塔，再由屋頂利用靜壓流到各個用戶的水龍頭。這個大廈的馬達，將自來水由低處打往高處水塔，於是造就了一個新的壓力差，即用戶與頂樓水塔間的負壓。這個用戶與頂樓水塔，在大廈中產生一個新的壓力差，就像組織中產生的負壓一樣，將液體推到用戶的水龍頭去。所以在組織中的血管，只要有開口，血液就會緩緩滲出來。

在血管壁上傳輸的振動，係以壓力波的形式向末端傳送，而儲存在血管壁中的位能是主要的能量，因為不是動能，動量就很小，所以沒有方向性，人可以做各種運動，甚至乘坐雲霄飛車，也不會真正干擾血液壓力波以位能的形式往遠心端傳送。因為不是利用動能，血液的流動速度很小，也就不怕血液的高黏滯性。能夠在損失極小的狀況下，向遠心端輸送。一個六十公斤的人，心臟的總輸出只有約一點四瓦，可是血液卻能送遍全身各個細胞，有了以上的說明，大家一定更能了解生理的奧妙，設計之精巧。

為大家再整理一下，血液由心臟之收縮從左心室中噴出來，一出來就撞上升主動脈的上沿，也就是在膻中穴的下面，產生血管壁的振動，這個振動位能，因為血管有張力，就像古箏的弦一樣，兩頭拉緊，有了張力，只要在弦上適當位置一敲，振動就能沿著相連的弦上下傳動，更能傳到共鳴箱，經由共振之作用，將聲音集結起來，振動空氣形成樂音。這個在升主動脈產生的振動也同樣地向其相連的血管四散傳動，而穴道與器官，就是一個個的共鳴箱，經由共振，集結各個器官自己的共振頻率。到此為止，循環系統與吉他等弦樂器是很相像的；只是循環系統的弦只有一個，但是複雜了許多，共鳴箱卻有許多個，分布在各器官、各經絡。因為循環系統的目的是送血液到各細胞，不是製造音樂。這個分別在各經絡、各器官集結的振動，就是用來推動血液進入該經絡、該器官中小血管的動力。一旦血液推入小血管，組織中的負壓就會經由毛細管及虹吸現象，將血緩緩地引導進入組織中。

這些在大血管、經絡、器官中傳送、集結的振動，就是中醫所說的內氣。以練功來增加這種在身體內傳播的血液壓力波，就是內功。

如果把大、中血管連結到小血管中的開口，學習用自己的意志去控制，這種控制在生理上本是交感與副交感神經，也就是所謂的自主神經控制的能力，需要修鍊才能學會，就像瑜伽或氣功大師。一旦這些連結被關閉了，這個沿著血管傳送的壓力波，因為沒有用來輸送血液，波動會疊加，愈加愈大，於是這些共鳴箱也像古箏的共鳴箱一樣，鼓動空氣，製造聲波。只是血液壓力波的頻率較低，是次聲波，耳朵是聽不到的，但是可由身體的感覺，察覺其存在。這個由身體內的共鳴箱集結後發散到體外的次聲波，就是外氣。一般的外氣，以全身為共鳴箱者，最容易產生，這就是心跳的第九個諧波，也就是三焦經的共

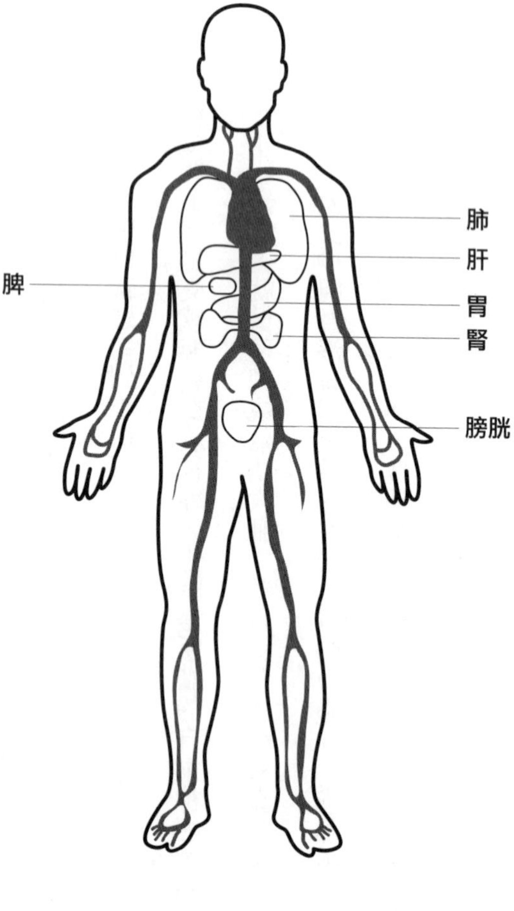

圖一

身體的動脈，只有一根弦——主動脈，但有許多共振腔，心肝脾肺腎等。一根弦只有一組共振諧波，而各個共振腔分別與一個諧波共振，並加強此諧波能量，有收集此諧波之功能。

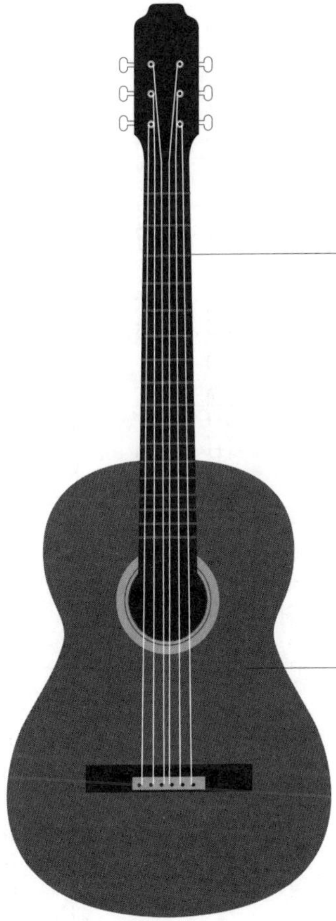

圖二
吉他為一個共振腔，而有許多根弦，故有多組諧波在同一共振腔混合並加強以形成和音或樂音。

振頻率。就是將全身的真皮（腠理）視為一個大共振箱所產生的。因為這個共振箱是包裹著全身的真皮，就形成金鐘罩、鐵布衫，刀槍不入的假象。其實這種由血壓波充滿真皮造就的防護網，不怕刀砍、不怕拳打，只怕劍刺或刀拖（以刀橫切）。道士登天梯時，腳只能上下踩，可不能左右磨，也是同樣的道理。外氣對身體的健康有害無益，尤其如果用來炫耀，更是損人害己，外氣用來治病也是事倍功半。只是在練功過程中，即使是專練內功的人，也不知不覺地就能控制開口，並產生外氣，但要切記，不可亂用，更不要常用。如果只練外氣，那是很危險的，這些能量，本是用來行血的，結果被引導到體外來，會引發腎虛、失眠、內分泌失調等等各種陰虛的症狀。很多人自以為會飛，甚至由高樓跳下，都是勤練外功到了走火入魔使然。

當脈診儀初步開發完成（一九八八年），心中第一個盤算要偵測的病是「心血管堵塞」，以當時的直覺認為，心為氣血之主帥，一旦心臟供血不足，在脈象的表現上一定是十分強烈，應該最容易偵測。

臨床測試進行了好幾年之後，才豁然了解，最常見也是身體反應最強烈的脈象，竟然是感冒。經過與古書反覆地比較，不論是表現的症狀及有效的驗方，都指向相同的方向，感冒就是傷寒。

後來與中醫師會診也發現，即使以手指把脈，一樣很容易辨認感冒，當時就有好幾個中醫師可以肯定地診斷感冒，而且說法與脈診儀偵測到的有一致性。

第二章

病毒感染

感冒
膀胱經的重要
對抗傷寒之生理反應
疫苗是最偉大的發明

感冒

感冒，是最常見的疾病，不論多麼健康的人，一定都會感冒，只是身體較強健的人，抵抗力（免疫力）強，身體中能動員的餘力也多，雖然也得病，但不會病倒，更不會有嚴重症狀。一九一八年在歐洲流行的感冒，首次傳到美國大流行，就死了成千上萬的人。在極短時間內盛行，而其死亡率不輸給其他嚴重的傳染病，傷害非常大。

風寒在中國早就有了認識，張仲景先賢的曠世名著《傷寒論》，不僅提供症狀上的描述，更提供了許多有效的方子，在中國漫長的歷史中，有多次瘟疫流行的記載，但是各種流行性感冒似乎沒有大流行，也沒造成大量人民死亡。

而今回想起來並不意外，張仲景先賢能在二千年前就寫下曠世巨著《傷寒論》表示感冒在中國已經累積了許多年的知識，而脈學也與中醫同樣的長久，一直引導著中醫的成長。中醫典籍中，《內經》、《難經》，是基礎醫學，比較像一般生理學。《傷寒論》可說是第一部對特定疾病的專論。由此可以推論，感冒的脈象應是最為明確、也最容易辨認。表示傷寒病一定引起身體強烈的抵抗、激烈的動員，因而大大地改變了血液的分配，也就表現在血液脈波的變化上。

不久之後，有機會在臺大甲狀腺名醫張天鈞的門診中，測試甲狀腺功能異常病人的脈象。有趣的是，這些病人很多與感冒的脈象一樣。做了一段時間之後，十分納悶，為什麼甲狀腺功能異常的病人，也與感冒患者有相同的脈象。這其中有什麼關聯，又有什麼奧妙。當時一直想不通，到了後來，又測到一些肝炎的病人，不論B型、C型，只要是病毒感染的，都有相似的脈象，這才恍然大悟，這些應是病毒感染的共同脈象。以後凡是遇到相似的脈象，就問受測者，是否感冒、帶原，十拿九穩。但也有一些人，身體明顯不好，也有這一類的脈象，卻不知自己是否有病毒感染。以此推論，甲狀腺功能異常，是否也有許多是由病毒感染引起，這又是另一個有趣的問題。

感冒病毒與人類的戰爭已經延續了幾萬年，從有人類，或者應該說從有生物，生命就一直與生命邊緣的各種病毒作戰[註2]。其實也不能說是作戰，病毒一

註

2 病毒只有 DNA 或 RNA 及保護外套，不能自行生長及生殖，但能寄生在細胞中，造成細胞的突變，或佔據細胞，幫助自己生殖，甚至殺死細胞。

直想成為我們生命中的一部分，總是想要鑽進DNA中，參加分化與生長。其實現代的基因工程，也在做相同的事，我們利用病毒改造了大豆，改造了稻米，甚至希望修補病人遺傳基因上的缺陷。這個有生命與無生命之間的產物與人類相生也相剋，病毒殺死了很多生物，但也在演化的過程中，做強而有力的推手。

病毒的種類非常多，幸好我們有無所不能的免疫系統。每感染一次，就記下了病毒的形象，並迅速製造抗體將之獵殺，所以病毒的殺傷力，多在第一次感染之際。因為身體免疫系統第一次要察覺這個可怕又可敬的對手，需要一點時間來確認，這個空檔，就成了病毒大肆獵殺細胞，甚至奪人性命的空窗口。病毒有成千上萬種，大都無大害，即使感染了，也沒什麼感覺。一些在感染後就有嚴重症狀的病毒，我們就開發了疫苗，先讓免疫系統以無害的安排介紹給身體認識這種病毒，免疫系統一旦記下了這個通緝犯，下次一遇到，就能迅速逮捕。可是有些病毒精通整容及化妝術，不到幾年就變個樣子，導致病毒與我們的戰爭將永續下去。

病毒與我們的戰爭已打了幾萬年，當然是精通於偷襲，要在不知不覺中，就潛入身體中。

不論病毒或細菌，都有它最喜歡的生存條件。例如細菌可分喜氧的、厭氧的，喜氧的喜歡在空氣流通的地方，例如皮膚表面、呼吸道的表面；而厭氧的就反過來，喜歡往組織裡面躲。而且細菌有生化感測器，可以辨別周遭的環境，腸炎的細菌總是等到了腸子裡，才利用鞭毛停留下去，製造腸炎。病毒也有相同的習性，總在找到適合生存的組織才安居下來。

由我們長期脈診的觀察，最早能辨認病毒感染的脈象，是突然間第三、第六、第九諧波的能量同時變小了。第三諧波是脾經的共振頻率，第九諧波是三焦經的共振頻率，而第六諧波是膽經的共振頻率。這個變小的程度，與你原有的強度有關，但是不論你原來三、六、九諧波的能量多強，病毒一旦入侵，這三個諧波的能量一定大幅下降大約三成至五成。

在循環上，第三諧波是脾經，也就是衛氣的根源，三六九，因互為諧波，又有相生的關係，一旦脾經能量下降，膽經及三焦經也跟著同時下降。膽經是上到頭部的主要能量。肝主筋，而肝膽又互為表裡，就會造成筋骨痠痛、頭發暈的症狀，而第九諧波是全身腠理之氣，一旦洩了氣，就覺得全身被掏空了，四肢無力。

病毒感染的第一道攻擊是防禦系統，將衛氣也就是抵抗力先抑制住。因為這個壓制作用，膽經能量跟著下降，於是頭暈沉，全身痠痛，三焦經能量也跟著下降，於是全身感覺被掏空了，輕飄飄的。

病毒是如何做到抑制抵抗力的，我們還沒想到什麼可能的途徑。即使是這個抑制免疫力的想法，也是由長期脈診的觀察，第一次提出來的。這個想法很符合病理的進展。病毒最怕抗體，因為抗體就是最強大的抵抗力大軍。一個有效的突襲總有幾個要素，一定要騙過第一道防線，並阻撓增援大軍。而抑制脾經能量，降低脾經供血，進而延遲身體的自衛反應及反擊，好讓病毒趁此空檔好好繁殖，並且傳染給下一個寄主，這是長期與人類作殊死戰而仍能勝出的病毒一定要會的基本功。

人類在遭此巨變的第一個反應，就是調度重兵，捍衛中樞。內臟是一切生理功能的基礎，這些重要器官也是大家耳熟能詳的，心肺肝等為主。這些器官就在中焦，都在肺臟的附近，也就是第四諧波所流灌的區域。

膀胱經的重要

膀胱經以身體的背部為主，延伸到頭上也在後腦。膀胱經包含許多俞穴；肝俞、心俞、膽俞、肺俞、腎俞……所有臟器的俞穴都在膀胱經上，著名的國醫黃民德先生，他在針灸治病時，特別重視膀胱經，當時與他會診，討論了很多。後來研究循環理論，有了些新的想法。

主動脈是輸送共振波的管道，也是參加共振的元件。所以主動脈中，每個環節都在變粗變細地振動，而將血液由與振動垂直的方向往遠心端傳達下去。

每個器官都是由許多動脈以複雜的結構組成，其共同點則都是成網狀，而且是一圈又一圈的。這個結構有點像消波塊，把血流的動量消耗了，但保留了血壓。器官與主動脈多以接近九十度的血管與器官相連。這個接近直角的連結，讓壓力可以很容易地傳入通往器官的血管，但是在主動脈中原來流動的血液，卻不會將許多動量分流到器官的血管中去。如此之設計在控制器官中血流量的程式上，就簡化了非常多。身體只要偵測幾個關鍵點的血壓，就可以控管進入器官的血量，而不需要精確掌握隨時隨地千變萬化的血流。

即使是這個提綱挈領的設計，要控管流入器官的血流仍是非常巨大的工程，需要大量的計算。所以交感與副交感神經節就各自生長在其掌管的器官附近，就近收集各器官的資料，並掌控器官內各動脈的鬆緊及彈性等參數，以便充分提供器官每個部位血液供應其中之氧氣及養分，也一併帶走二氧化碳及廢料。

而膀胱經上的俞穴，就是運送血液給這些交感及副交感神經節的轉送站。膀胱經的穴道掌管了這些交感及副交感神經節的供血，而交感神經節及副交感神經節又掌管了器官的供血。黃民德先生由臨床經驗認為，膀胱經是內臟健康的樞紐。我們在經過多年的研究、思考，終於有了一些思路，也以此心得告慰老友在天之靈。

對抗傷寒之生理反應

當人體受到病毒感染，免疫力受到壓制，在脈象上來看，就是脾經（三）膽經（六）三焦經（九）的能量都大幅降低。身體為了自救，就把重兵（血液）調回中焦肺經（四）、膀胱經（七），以保護最重要的內臟，尤其是心肺兩臟。其實病毒的感染，身體的反應與休克是有些相像的。當身體大量失血時，循環系統會關閉手腳、消化系統等次要的組織，只維持心肺、腦幹等呼吸及循環的最原始功能。而對抗傷寒則是比較溫和的調整，可視為輕度的休克，血液也以維護心肺等重要器官為主，其他的功能，就以最低血波試著維持。當病毒急性感染時，免疫力就受到抑制，如果變成慢性而長期的感染，則可能併發甲狀腺功能、肝炎，甚至糖尿病、老人痴呆等等，更嚴重而難以恢復的慢性病。

這種病人的脈，就一直停留在脾（三），膽（六）三焦（九）的能量不足，由四（肺）及七（膀胱）經能量來補救，變成虛火的狀態。這種病人為數不少，總是有氣無力地活著，但由目前的醫學檢查也查不出什麼大病。久而久之，難免糖尿病、老人痴呆等慢性病上身，甚至引起過勞死。

張仲景先賢在傷寒發作的初期，建議用桂枝或葛根等藥物為主治，這是非常符合現代醫學知識的。口腔、鼻腔、咽喉都有很多的淋巴腺體，這是上呼吸道的第一重防線，當病毒由呼吸進入身體時，可直接加強口鼻咽喉的駐軍，也就是上焦胃經（五）與大腸經（八）的送血能量，以增強駐守此地的第一線守軍，但不立刻加強免疫力。這與上呼吸道急性感染症（ＳＡＲＳ）的治療是相似的，不能立刻用增強免疫力，也就是黃耆、黨參等補中焦脾經（三、四）的藥物，此時病毒量還不多，也只著陸於口鼻腔，如果直接加強免疫力，容易產生自體免疫的副作用。身體的抗體系統，沒能明確地辨別來犯的病毒，反而亂打一通，就像美軍在伊拉克，沒看到蓋達分子，就亂開火，反而打死了不少自己人。

但到了感染中期，或已變成慢性感染，病毒數量已大，而又打算長期佔領，那麼補中焦脾經的藥方就是最好的選擇了。許多慢性感染的病人，也應好好調治，將病毒趕出來，否則不只整天有氣無力，也會誘發各種更嚴重的慢性病。

疫苗是最偉大的發明

防止病毒最有效的方法，就是疫苗，不論是預防，還是慢性感染，疫苗都是最有效的治療，這是人類公衛史上最偉大的發明，能與此相提並論的，恐怕只有自來水，或許排汙水系統也勉強算一個。

疫苗，亦即俗稱的預防針，就是利用身體可以辨認自己的組織成分並消滅外來組織成分的能力，而且這種能力有記憶。在病毒或細菌沒有傳染到身體之前，先讓免疫組織在病原去除或減少毒性的情況下，先行認識這個可怕的敵人。

當去活性也去毒性的病原注射到身體中，免疫系統大約要花二個星期左右來認識這個不速之客，並將之中和、移除。一旦免疫系統認識了這個不速之客，下次再來造訪時，免疫系統可以立即啟動已經動員演習過的常備軍，直接投入戰爭，這位不速之客就再也沒有機會長驅直入、甚至長住不走了。

如果慢性病在脈象上明顯看到三、六、九的脈是虛的，而四、七有虛火，表示免疫力長期被病毒壓抑。這種病患，即使不知道是何種病毒，也就不知用何種疫苗來治療，仍可試用增強免疫力的藥物，並多做補氣的運動，常有出乎預料的效果。一旦虛的脈象消失，虛火也不再存在，體力、精神都會明顯好轉，再次恢復原有的健康。

病毒之可怕除了其本身造成之直接症狀之外，由於其壓抑免疫力，降低血液之流動力，就會引起各種併發症，原來在身上的梁山泊——細菌之根據地也會加強活動，因而許多慢性病人的死亡，感冒常是臨門的一腳。

第三章

高血壓的辨證論治

高血壓
血液之分配與調控
高血壓之可能成因
加強系數
中醫對高血壓的看法
高血壓的辨證論治

高血壓

高血壓是現代最流行的慢性病。危險因子中之三高，就是高血糖、高血脂與高血壓。高血糖會提高血液的黏滯性；我們曾做過實驗，在一百毫升的水中加入兩百五十毫克的葡萄糖，水的黏滯性就上升到不容易流動。在血中之糖只要超過兩百毫克（每一百毫升），就會造成血液黏滯性快速上升。其必然的結果就是微循環中，血無法順暢地流動，造成組織中缺氧，也缺養分，進而衰弱甚至壞死。

曾經有保險公司的研究部提出，為了減少糖尿病患的併發症，就直接給他們吃阿斯匹靈（降低血液的凝結）及降血脂的藥就好了，不必多花錢來測量血糖並控制血糖。表面上看起來是有道理，因為糖尿病患多併發高血壓及血管硬化，而阿斯匹靈及降血脂的藥正好可以預防這個併發症。

但從糖尿病併發高血壓的源由來看，固然是血液的黏滯性太高產生的，但是這個由糖分升高而產生的黏滯性，卻不是阿斯匹靈可以降低的。最近有英國學者研究發現，提供阿斯匹靈及降血脂的藥，並不足以降低糖尿病的併發症。打碎了保險公司希望以更廉價的方式降低糖尿病併發症的想法。

由這個例子，讓我們對高血壓有了更深層的思考。在《氣的樂章》中，我們曾提出高血壓是虛證，而不是實證，是周遭血液流灌不足，而不是心臟跳得太用力了。

血液之分配與調控

在此我們再仔細討論一下循環系統，以進一步釐清高血壓的成因。

生理的設計，是經過千錘百鍊的成果。經過億萬年演化的考驗，稍有差錯，就必被生存競爭淘汰。循環系統的設計，其目的係以最小的能量供應全身的氧氣及養分，並帶走廢料。廢料包含二氧化碳，及其他無用或有毒的代謝產品，也就是貨暢其流的角色。

輸送液體最省力的方法就是利用靜壓，人類偉大的發明——自來水，就是根據這個原理。在循環系統中，先以共振的方式，降低了管道中的阻力，並可將血液壓到比心臟更高的頭部去。而在微循環中，加了滲透壓的吸力，將血液虹吸進入組織。

當有重要器官氧氣不足（養分不足是可以稍微忍耐的，我們可以一天不吃飯，卻不能十分鐘不呼吸），會經由神經系統通知中樞。如果你設計這個控制程式，你要如何處置？

「一定要提高氧氣的供應」，不能任由細胞失能，甚至死亡。

但要如何增加氧氣供應呢？一是提高血液中的含氧量，二是增加到該器官的血流量，最好是二者同時進行。

當我們到了氧氣含量較少的地方，例如少於百分之二十之空氣體積，則右心室就會用力跳，就會加壓，以增加到肺去的參加氧氣交換的血液，換言之，就是在肺循環產生高血壓。右心室不好的人，一到了空氣不好的地方，便覺得不舒服，就是因為右心室已經超載。

同理，如果重要器官氧氣不足，那就是左心室要加油了，一旦加壓而用力跳動，就必定將血壓升高，以達到多送氧氣的目的。但是如果只是一個器官有問題，氧氣不足，尚可只升高到那個器官去的血壓，這要如何做到呢？

我們研究發現，循環系統的微妙控制，可以分別增加各個不同諧波的能力，這應是心臟本身的調控，心臟之內就有幾十個神經節，管理著各種細微的調整，加上周邊的調控，也就是把通往微循環的小動脈開口打開。

一般而言，膀胱經上的神經節應是控制這個器官周邊調控的樞紐，它不僅將血液由主動脈引向器官，也將動脈開口打開，以增加流灌的血液。但是這個開口不能無限地打開，一旦血壓在此器官不能維持其共振特性，進入這個器官的共振壓力波也就不能維持振幅，這個現象將反而降低了流入這個器官的血量。此時就只有靠心臟輸出壓力波波形的改變，來加強進入這個器官諧波的壓力波能量。這是一個非常精細的調控系統。沒有開關，沒有分流閥，整個動脈系統是一個共振的複雜連通管。只靠著大小動脈的微調，及心臟對壓出血壓波波形的控管，就能掌管全身血液的動態分配，是何等地神奇！

高血壓之可能成因

有了對血流控制的基本了解，就可以進一步探討高血壓可能的成因。簡單地說：「高血壓是因為重要器官缺氧」，而且「這個缺氧狀態已無法以大小動脈的微調以及心臟壓出血壓波形的調整，來達到提供更多氧氣的目的」。生理只好以病態的方式來補救這個器官的需求——升高血壓。升高血壓其實是個兩害相權取其輕的做法。因為腎臟缺氧會導致腎衰竭，只好提高到腎臟的分壓，同時改善腎內血管的共振，打開進入腎臟的動脈開口，如果這些補救措施仍不能奏效，只好將血壓升高了。如果血壓不升高，腎臟壞死，會危及生命。血壓升高，可解燃「腎」之急，但是血管被脹大了，組織受到高血壓的擠壓，心臟負載變大，會誘發血管硬化，組織硬化，心臟肥大，進而血管破裂，腦充血，器官充血，心臟衰竭……

而引起高血壓最普遍的原因，卻是腦子缺氧。腦子是離心臟很遠，位置又最高的重要器官，且因為與身體以細細的可以自由轉動的脖子相連，血液的輸送難免受到重重困阻，何況腦子又是記憶、思考的中心，一旦工作起來，需要大量的氧氣。由我們的觀察及分析，腦子缺氧可能是許多老化或慢性病的共同起源，在《氣的樂章》中就提到，像是失眠、老年痴呆、高血壓、腦中風等大病。

引起高血壓另一個同樣重要的原因，是肺功能不良，造成交換氧氣能力不足。這個缺陷應該可以由測量血中氧含量來診斷。可惜的是，目前沒有簡單、可靠的血中氧含量的測量儀器，坊間流行的血氧濃度計，常常用在加護病房，只能測量血中氧氣濃度的重大變化，而非血中氧氣之真正絕對濃度。所以只能在加護病房中觀察血氧之急速下降，以作為生命危急之指標。

當肺功能不良時，血液供應雖然沒有問題，但是血中的氧氣濃度卻不高，在血液含氧量不夠的情形下，只好以增加供血量來補救。就像產品單價不高，只好用銷售數量來補救，以提高實際的總收入。

肺功能不良產生的高血壓，比較傾向於心舒壓上升。因為這種氧氣不足是全身性的，血液中的氧氣就不夠了，所以身體上每個器官、組織都需要多供點血，要達成這個目標比較容易的是將心舒壓提高，如此一來，所有動脈的開口處，都能受到較大的靜壓推送血液，以增加流進去的血量，這種狀況在生理上也有二個可能，一是肺臟氧氣交換功能不彰，另一則是右心室不夠健康，沒有能力輸送足夠的血液進入肺臟去做氧氣交換，這種人在空氣不好的環境，特別不舒服。

在傳統西方高血壓的研究中，一直以血管硬化為主軸；認為血壓之上升，是因為血流流過血管時產生的。當血管因為硬化而阻力增加時，血壓也就跟著上升了。直到近十年來，開始有人提出，高血壓也會引起血管硬化。所以是高血壓引起血管硬化，還是血管硬化引起高血壓，變成了新的課題。

最有趣的是，近十年來，研究高血壓患者的血壓波形變成了熱門的題材。數以百計的論文，開始討論脈波的波形，這是二十年前我們開始研究脈診時所不能想像的。

加強係數

這些西方心血管系統的專家發現，在高血壓患者的脈波圖形中，在最高點的後面，有一個突出的波。這個波在正常血壓的控制組，是不常看見的。這個突出的波，他們定義為加強係數（Augmentation index），並用一些方法，希望將此係數量化。這些量化方法，與臺灣在二、三十年前許多中醫脈診研究所用方法相似，多以二次導來式、三次導來式等等，來分析波形，以定義脈波的量化參數。

最近一個更重大的發現登載在《刺胳針》（Lancet）（是首屈一指的醫學雜誌）上，作者用一個感應器放在手腕的橈動脈，與二、三十年前臺灣常用的傳統脈診儀一樣，量得血液壓力波後，分析加強係數。作者以高血壓患者為對象，給同一個人吃不同的降血壓藥。有趣的發現是，能夠同時降低主動脈中血壓的藥物，也就是對降低高血壓造成心血管意外風險較好的藥物，最能夠減少血壓波波形中的加強係數。這真是令人吃驚更覺意外的發現。以往心血管疾病藥物花了數十億美金計的金錢，數千甚至數萬人的臨床測試，其結果與中國傳統中醫脈診是一樣的，其實只需以少數高血壓病人吃藥後觀察其脈波的變化，就可以鑑定其藥效了。

這裡我再回顧一下這個發現的來龍去脈。

血壓的測量已是健檢的最基本項目，這個項目已有數十年的歷史，血壓高是心血管疾病的重大危險因子，也是大家都已接受的常識。可是總有些例外，血壓雖高但非常健康，或是血壓不高卻得了腦中風、心臟病。

傳統量血壓都在手臂上端測量。可能是血壓量錯了嗎？還是血壓計錯了？現代的血壓計愈做愈好，可是這種例外卻愈發現愈多。專家們就想到可能是量血壓時的姿式，坐著較好？還是躺著較好？手臂自然下垂？還是平放？與心臟一樣高？這些量法雖然有些差異，但都不足以解釋。

最近有人發現，在手臂或手腕量到的血壓，與主動脈中量到的血壓，並不一樣。這又成了一個熱門研究。許多科學家就比較主動脈脈波之諧波組成，並與手腕橈動脈的脈波波形相比。其間好像有些規則。他們把這個規則叫做轉換函數，認為在手臂或手腕量血壓時應同時量波形，再將這個波形，依照轉換函數，將主動脈中的波形重組出來；再由這個波形來推斷，主動脈中之心舒壓及心縮壓，再由約定的標準來診斷這人是否患有高血壓。這個研究的主要發現是，當手臂血壓波形與主動脈血壓波形比較時，以第四諧波的振幅被放大最多，而相鄰的第三與第五諧波也有些放大。所以重組主動脈血壓波時，應將第四諧波振幅降低後，再重組其波形，如此就可推斷出，主動脈中的心舒壓及心縮壓。這個方法在假性高血壓應用特別好。這種高血壓常發生在年輕男性身上，在手臂量時，有明顯高血壓，但在中樞主動脈中測量時，血壓卻正常。這種人通常是身體很健康的。換言之，這種年輕人在手腕量得的血壓波，其中的第四諧波比重特大，所以在手臂量血壓時，就產生假性的高血壓。其實他們比一般人更健康些。

由於對血壓波形的研究開始流行，很多學者也發現，在心縮壓出現的時間的位置，也就是血壓脈波的最高點出現的時間點的下一個時間點出現的血壓，如果不是急速而平順地下降，反而是凸起來，似乎是高血壓的特徵，這個凸起來的形狀，就被換算為加強係數。

如果你去找最近的血液動力學的研究，轉換函數與加強係數幾乎成了主角。以往一切唯流量是問的血液動力學，如今也走上了傳統中醫的脈診之路了。

中醫對高血壓的看法

高血壓在中醫也有些描述：一般而言，坊間中醫師認為高血壓是因為肝火旺，肝陽上亢，所以多以降肝火的藥方來治療。也真是可惜，這些年來，誤了多少病人。這也是我寫這本書的主要動機。高血壓的病人在臺灣六十歲以上的人中佔了快一半，而西藥一吃就不能停。可真像吸毒一樣，終生上癮。

由這個高血壓的波形來看，的確很像肝火旺，所提出的加強係數，正巧就在脈波圖的高峰後面，又多出了一個凸出的波形。

當我們仔細分析五十餘位高血壓患者，並與五十餘位沒有高血壓的對照組比較，卻發現，這個凸出波，出現在波峰之後，主要是由於第四諧波太小造成的，而第四諧波就是肺經，也是中焦的共振頻。這個發現比肝陽上亢造成高血壓的理論合理多了。

肺是氧氣交換的器官，如果肺氣不足，也就造成肺功能不好，而肺功能不足，則血中氧氣不夠，身體各器官都會因此缺氧，而要求更多血的供應，心臟只好用力些，增加血壓來補救器官之需求，以免器官功能失調，於是高血壓就此產生。這種高血壓很可能就是現代醫學找不到原因而統稱「本態性」（又稱原發性）高血壓的主要成因。

我們也發現另一個參數，那就是第〇諧波，這個諧波是心臟輸出壓力隨著時間之總和，也就是心臟壓一週期壓力對時間所形成的面積。這個參數代表的是心臟實際所做的功，這個功愈大，表示血管與組織中的血流阻力愈大。這個現象與血管硬化、組織硬化，甚至局部外傷，都可能有密切的關聯性。

這兩個指標涵蓋了八成以上高血壓的原因，但是仍不能包含全部高血壓的成因。這也是本態性高血壓第二個可能的成因。

肺氣不足，中焦氣不足，是高血壓的主要原因，這與中醫以往認知有何不同呢？「這正是本書最重要的論點」。

高血壓的辨證論治

肺屬金，肝屬木，而金剋木。當肺氣不足時，金不足，則金不剋木，則肝火旺。所以說，高血壓是肝火旺造成的，好像也不算錯誤。先討論一下，肺虛時，金不剋木的生理意義是什麼。

肺虛↓血液中氧含量不足↓器官及組織中缺氧↓組織中代謝不能完全↓有毒物質不能完全分解↓毒物必須由肝臟來協助處理↓肝血流量增加↓肝火旺。

由肺虛金不剋木，會造成肝火是與生理學相符的；我們做過服用普拿疼及飲酒的實驗，就發現為了分解普拿疼或酒精，肝的共振頻：第一諧波的能量會增加，也就是肝火旺。

所以中醫認為高血壓是由肝火造成的，表面看來似乎也不算太錯，但在治療上用降肝火的中藥，就大錯特錯了！

來仔細檢討一下，血壓高是因為血液中含氧量不足，只好以提高供血量來補救，因而升高血壓，所以血中缺氧是因，而高血壓是果。

肝火旺是由組織中缺氧，代謝不全，產生有毒物質，需要肝來解毒造成的，所以肝火旺，是果中之果，並不是因。就像人老了，頭髮會白、牙齒會掉。把頭髮染黑，或裝上假牙，就能返老還童嗎？染頭髮、裝假牙可讓外表年輕，但無法還我青春！因為白髮、掉牙，都是老化的結果，不是老化的原因。

降肝火來治高血壓，這是目前中醫師最普遍的治療方法。其實是對身體大有傷害的。肝火是為了解毒而上升；不去除毒物，只降肝火，還不如鋸箭法。不僅未把射中身體的箭，在體外的部分鋸掉，還把留在身體內的箭頭及可能的毒，甚至留在體外的箭尾都推進到身體裡去，是推箭入體法。高血壓之成因最大的一項，是肺虛，所以不論是用藥、練功、運動，都應以補肺、補中、練中焦之氣為目標。

這個以補肺、補中的治療方針，沒有任何副作用，即使是高血壓係由血管及組織硬化，或是其他未知的成因造成，增加肺氣，提高血中含氧量，都是有益無害的。

但是降肝火，不僅不能提高血中之氧含量，以達降血壓的效果，反而因為降低肝臟的解毒功能，加速體內毒素的堆積，等於加速了組織中毒死亡的速度，造成健康加速地惡化，比沒有治療更糟；因為推箭入體法，把箭尾也推進身體去了，箭頭當然就傷害了更多內臟。

祖師爺要我們辨證論治，不論什麼病，都有其成因及演變或惡化的過程，如果只看表現，發現肝火大，就降肝火，反而使病情更加嚴重。

這個肝火的例子，正是所謂虛火的最佳例子。這個肝火不是實火，而是肺虛誘發的肝火。其實在感冒時，心肺（四、七諧波）的能量增加，也是虛火，不能降的；這是因為病毒壓抑了氣脈（三、六、九諧波），身體只好護住中樞以自救，是標準的虛火。我們看脈診，看了二十餘年，很少看到實火的例子。也許假性高血壓就是肺脈太強的結果，算是一個例子，因為第四諧波很強，所以在手臂動脈量血壓時，反而比主動脈中的血壓更高，這種人肺功能比一般人更好，不必治療的，這就是肺的實火。實火大都不是病，但要分辨實火、虛火，不僅要了解相生相剋的規則，也要了解相生剋的規則之下，其所根據之生理基礎，才不會誤判。

其實西藥也不是生而平等的——各種藥物都一樣有效。藉由加強數的研究，一些學者也發現，有些降血壓藥物，像 atenolol，就對降低加強係數的效應不大。不久又發現，這種藥物對手臂上量得的血壓有降低的效用，但對主動脈的血壓卻沒有多少降壓的效果。這些學者也發現，愈能降低加強係數的藥物對於心血管的併發症，如腦中風、心臟病、腎衰竭等的預防愈好。這是個重要的發現，可是這些學者只知其然，而不知其所以然。根據脈的診斷、氣的原理可以推論，加強係數愈大，就是肺愈虛，所以血中氧氣不足。這是真正的病因。任何藥物可以增加肺氣，也就是降低加強係數，就愈能改善組織中的氧氣含量，而根除高血壓的病因。

在這些西藥中有一味 Captopril 是升壓素轉換酵素之抑制劑，也是周邊血管的擴張劑，對降低加強係數非常有效。看到這個數據，我們非常興奮，因為中醫認為肺主皮毛，換言之，也就是與入肺的血管與周邊的血管，也就是皮膚、毛髮的血管有關；這個關聯，可能就是肺及皮膚的循環都與第四諧波相關。進一步分析發現，這個西藥不僅降低了加強係數，也增加第四諧波的能量。提供了肺主皮毛的佐證。由此看來，不論中醫、西醫，能救人治病的就是好醫，不論中藥西藥，能救人治病的就是好藥。大家放棄成見，一切以救人治病為目標，這一定是未來發展的方向。

第四章

氣血共振原理

血液流灌的方式
停留解波與駐波
迴圈的奧妙
肺循環是體循環的迷你版嗎？
體循環的設計

血液流灌的方式

要更深入地了解高血壓，就必須進一步了解血液在身體中流灌每個細胞的細節。壓力波先傳送至小動脈，這個壓力波再協同微血管中負壓，將血液吸到組織去。這個現象前面已經介紹過。

這裡要進一步探討壓力波是如何由心臟送到小動脈的。

身體中輸送血液的通道與農田的灌溉，或樹枝的生長（也是水由根部流灌樹上每個葉子）很不相同。農田灌溉，像自來水一樣，分流又分流，最後到每個用戶，輸送的力量只有水的靜壓，水往低處流的現象。而樹枝是利用樹葉的散發蒸氣，產生負壓，再將水分由樹根內吸到上面來。這些是依靠靜壓，也就是直流壓力的系統，其結構都是一再地分岔，以達到分散分布的效果。

可是體循環血液的分配壓力波是波動，而非靜壓。這個波動可在身上任何部位量到，也就是心舒壓及心縮壓，傳遞到身體每個角落。這個傳送壓力波的系統有一個奇特的結構，雖然一開始，這些血管也分岔，但快到末端時，這些分岔又連結在一起，形成一個個一層層的迴圈，比較像車輪胎的結構。

一九五〇年代，有些學者提出駐波的理論，認為血液壓力波由前進波與反射波形成駐波，而心臟就一直維持著這個駐波，便能達到輸送血壓波的效果。這好像是個好主意，卻有個嚴重的缺點，要駐波形成，反射波一定要很大、很強，而且波在血管中的消耗必須很小，否則不能維持。

在不到十年的時間，另外一些學者無法量到強大的反射波，尤其是心臟端的設計，升主動脈的一個大迴轉，讓反射波消失無蹤，波動不能在主動脈中來回反射，就不可能有駐波的形成。於是這個駐波理論就無疾而終，但是反射波的想法，卻一直主導著直到今天的血液循環理論。

停留解波與駐波

有沒有一種波，不隨時間向前進，但是又不是由反射波產生呢？當我們特別注意到這個一圈圈、一層層的迴圈結構時，總是猜不透，為什麼是這些迴圈，而且層層相疊？

我們也進一步想到，如果不是為了產生駐波，反射是百害而無一利的設計，大大降低了輸送功率，實在想不透為什麼生物在演化、生存競爭億萬年之後，會留下如此無效率的設計。可是心臟又只有一點幾瓦的功率，卻能將血液送往全身各處，明確地告訴我們血液循環系統是個極高效率的設計。

由波動的特性來看，要避免在導管末端反射，需要很精巧的設計。在電磁波，不論是電線或光纖，在末端要加四分之一波長的干涉裝置，讓反射波與前進波產生破壞性干涉，以將反射波消除。這種設計，需要先計算波長，再設計四分之一波長之干涉元件，然後安排在正確的位置，才能達成使命。

血液壓力波中混合了各種波長，要如何設計一個干涉元件消除所有波長的反射波呢？

由這個迴圈的末端，當作邊界條件，可由徑向共振方程式解出停留解，此解可以是駐波，也可以不由強烈反射產生。這個在循環系統的停留解，也因為血管之結構在手腳是由多組迴圈構成而穩固波腹的位置。在體軀係由器官與主動脈組成，主動脈上，因為器官而穩固共振之波腹位置，都有助於停留波之發生（請參看圖九，頁一七五）即使由迴圈底部（波腹）波源往回轉送之回傳波不夠大，不能產生駐波形式之共振，也能將各諧波在固定位置停留。

由手上有兩組相連的迴圈來看，如果把兩組一起看，其共振為第四諧波，如果看為兩個單個迴圈則為第八諧波，而第九第十諧波，可在這個基本架構上參加一些外加的迴圈，就能將第八諧波波長做些小修改而產生。腳上基本血管為三個迴圈，三個迴圈一起看是第二諧波，一個迴圈為

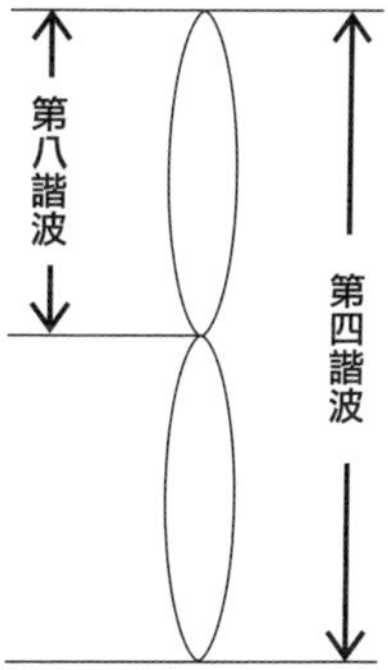

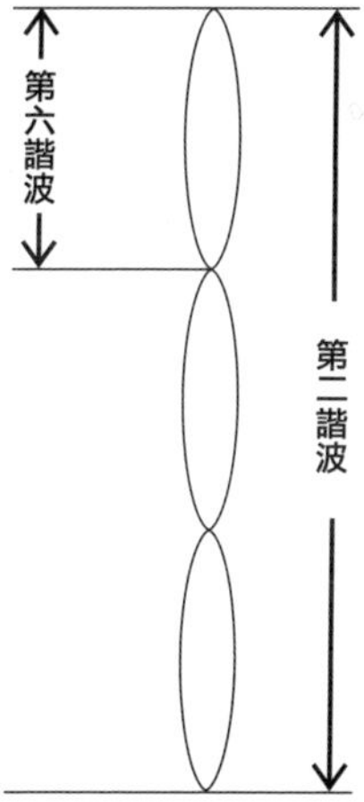

共振單位，則是第六諧波。在這個基本架構做些外加迴圈，就能產生第五諧波及第七諧波。這些器官及重重相疊的迴圈，將各個諧波之波腹穩定在一定位置，因而不靠強烈之回傳波，也能將此停留解穩住。

迴圈的奧妙

由解剖來看，大血管系統是沒有末端的，「如環之無端」，都是以一個一個環狀的結構相連，「環環相扣」。在環之外，大都是與環垂直的連結，就是小動脈，這些小動脈再逐漸以樹枝狀的結構來做血液的最後輸送。

血液循環系統輸送血液，比自來水或農田灌溉神祕多了。

延伸到了環環相連之外，循環系統與自來水或灌溉系統的差異就不大了。

除了依靠靜壓，循環系統還有個製造出來的負壓。在組織中，氧氣進入細胞，二氧化碳溶解於紅血球之四周並帶走，如此造成一個負壓，將送進來的血液以虹吸吸進來。這個結構與家中裝的水塔一樣，在最後的幾十公尺，加一把勁，讓水能順利供應。

當然這個微循環部分，仍有些更精巧的設計，例如，負壓依氧氣之消耗及二氧化碳帶走的速率而改變，同時小動脈的開口也因需要而調整，這些在近年來都已有很多研究報告。

在循環系統中，真正神奇的部分，是在心臟直到所有環狀結構為止的大動脈及較大動脈。而小動脈及微血管就是化外之地，與自來水之供應差異不大，雖然更精巧些也更微控制。

這些圈圈究竟有何大作用呢？要了解循環系統的超高效率，就必須在這個特殊的環環相扣上找答案。

肺循環是體循環的迷你版嗎？

在循環系統中儲存的能量，絕大部分都是將血管膨脹起來的位能，而血液實際流動所佔的動能是非常少的，應在百分之一左右，甚至更少。

整個循環系統中的流量較大的是肺循環，也就是由右心室通到肺部去交換氧氣的分支循環，七〇年代的科學家，常常認為這個右心室到肺葉去的系統可視為體循環的迷你版，所以很多的研究就以此為模型，認為可以簡化許多器官以及連結處的干擾。

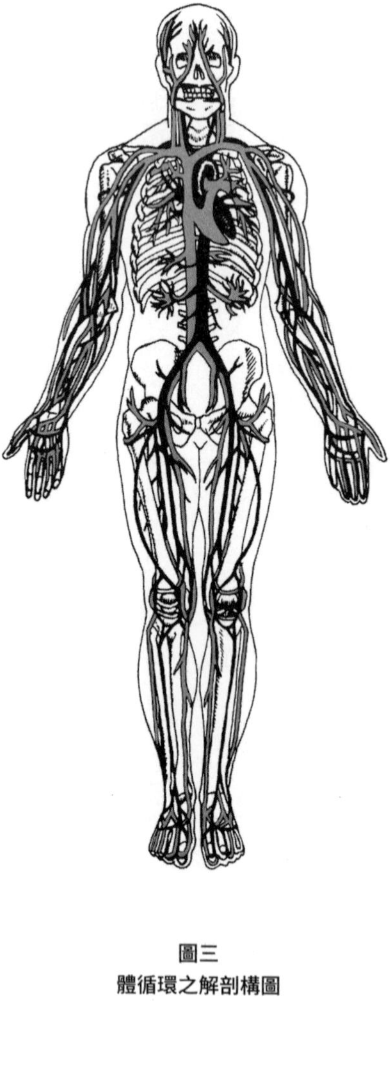

圖三
體循環之解剖構圖

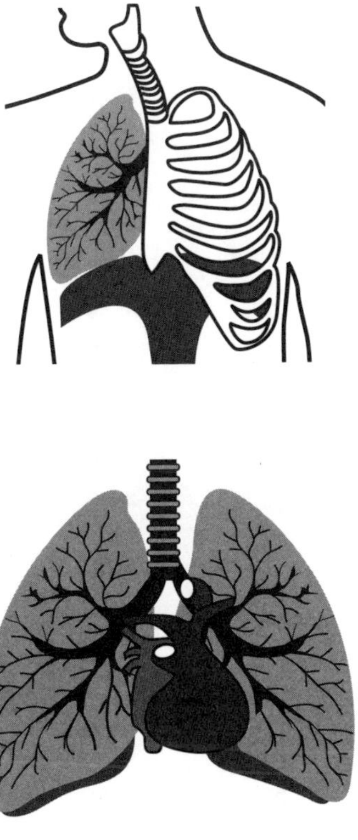

圖四
肺循環之解剖構圖

表一 估計之成人肺動脈尺寸

階	分支數	直徑 (mm)	長度 (mm)	總面積 (cm2)	總體積 (ml)
17	1.000	30.000	90.50	7.07	63.97
16	3.000	14.830	32.00	5.18	16.58
15	8.000	8.060	10.90	4.08	4.45
14	2.000×10	5.820	20.70	5.32	11.01
13	6.600×10	3.650	17.90	6.91	12.36
12	2.030×10^2	2.090	10.50	6.96	7.31
11	6.750×10^2	1.330	6.60	9.38	6.19
10	2.290×10^3	0.850	4.69	12.99	6.09
9	6.062×10^3	0.525	3.16	13.12	4.15
8	1.877×10^4	0.351	2.10	18.16	3.18
7	5.809×10^4	0.224	1.38	22.89	3.16
6	1.798×10^5	0.138	0.91	26.89	2.45
5	5.672×10^5	0.086	0.65	32.95	2.14
4	1.789×10^6	0.054	0.44	40.97	1.80
3	5.641×10^6	0.034	0.29	51.21	1.49
2	2.028×10^7	0.021	0.20	70.24	1.40
1	7.292×10^7	0.013	0.13	96.79	1.26

* 在 15 階，長度變小，總面積收縮，總體積縮小很多，造成噴嘴效應，也降低肺動脈血液流速，以與左心室血液流量匹配。

但由解剖來看，肺循環是沒有迴圈的，肺循環只有樹枝狀的分岔，一分、再分，一共分了十七、十八甚至十九次，將肺整個都浸潤在血液中。右心室的血壓是零至三十公分毫米汞柱，沒有心舒壓，而壓力的變化也只有二十幾毫米汞柱，而體循環有心舒壓，而且大到七、八十毫米汞柱，其中存在的波動是七、八十毫米至一百二十、三十毫米汞柱，波動振幅約為四十餘毫米汞柱，僅為肺循環的一倍多。

肺臟就放在心臟的旁邊，沒有很大的高度差，不論是坐著或站著，要克服地心引力的障礙都不大。在這裡沒有較長距離的輸送，而肺臟又是表面積最大的臟器，血管一定要大量分岔，才能將這一大片肺泡都浸潤到。

由此可知，肺循環與體循環是截然不同的任務。肺循環是在短距離，將血液做最大面積或最大體積的輸送，這個功能其實是迴圈之外微循環的任務。所以這裡是將壓力轉換為流量的地方。

在肺循環中不再有心舒壓，心舒壓會阻礙血流。只有心縮壓約三十餘毫米汞柱，但可以完全轉換成血液的流動，因為不需將血送往遠處又急需擴大送血面積，就一再分岔，快速增加分支，以達成任務。如果此處再有心舒壓，那麼右心室一定要做更多的功來克服這個心舒壓，才能將血液由右心室擠到肺動脈去，豈不是枉費力氣，多做白工。

肺循環將血液迅速分散到肺臟的功能很像汽車的化油器。汽車的化油器將油化為碎粒，以利與空氣混合，以求完全燃燒。肺臟中的循環，將血液分散至肺泡，以與空氣混合，以達成氧氣交換的目的。

在肺循環中也有一個突然面積較前段縮小的一小段血管。此小段血管的前面及後面的血管體積都突然加大。這個緊縮段就形成噴嘴，而將血液像小水滴般的噴出去，這個設計就增強了血液擴散的效果，也縮短了血管要做更多分岔的長度來完成肺循環將血液充分擴散的功能。同時也減少了肺循環的流量，以與體循環的流量匹配。

即使在這個以擴散送血為主任務的肺循環，血管壁上儲存的位能，仍占約百分之九十七以上，而血液中的動能只占百分之二左右。只是愈往肺泡端，血管愈硬，動能的比重也就愈大。如果不需要加速擴散，而設計了化油器般的噴出，整個肺循環中血液需要的膨脹位能應可降低，而動能比重也可與肺泡附近一樣大量增加。

體循環的設計

相對肺循環而言，體循環可說是長途血液輸送了。心臟在肺臟的中間；右心室的血一出心臟就流進肺動脈，幾公分的距離，就已是肺臟。柔軟的肺臟也兼具了心臟避震器的功能。心肺是緊密相連的，其相對置，緊密地被肋骨固定。這也是以流量傳送血液必要的結構——「固定結構」。

可是體循環就不同了，由心臟到腳底的迴圈有一公尺五十公分左右的距離，而且在這中間有許多可以運動、摺疊的關節；這與肺部被肋骨完全地固定不能轉，也不能摺，是完全不同的。

這個往下傳輸一百五十公分、往上傳輸二十多公分的主動脈，可不是近距離幾公分的輸送。血液如此黏滯的液體，其摩擦力的消耗是隨著血流速度而迅速變大的。

體循環在左心室的出口，就有一個一百八十度的大轉彎，這是接往向下輸送的主動脈，而向上輸送的主動脈，則在大轉彎的中途分支出來，直接向上，這與肺循環直直地由右心室流向肺臟是完全不同的。

另一個重大歧異點是，體循環有心舒壓，肺循環則沒有。體循環之血壓由八十毫米汞柱的心舒壓，變到一百二十毫米汞柱的心縮壓。而肺循環只有零毫米汞柱至三十毫米汞柱的變化。如果體循環也是依靠流量傳送血液，那麼照著肺循環的設計就對了。為了增加送血的距離，將血壓增加也是可行的。這就是人工心臟設計上的困難之處。

如果比照肺循環，那就要增加心臟射出血液的速度，為了衝向一百多公分之遠處的末端，與肺循環的五公分相比，流速至少要幾十倍。這還不是最困難的部分，流速愈高，如果主動脈是一樣粗，那麼流量是速度X主動脈面積。主動脈與肺靜脈幾乎一樣寬，那麼主動脈的流量也要是肺動脈的幾十倍。而整個循環系統是一個連通的管路，在管路中，任何截面的總流量一定要守恆，否則有些地方會因血太多而膨脹，也有些地方血管扁縮是不能長時間維持的。

體循環如果依照肺循環來設計，第一個大難題是流速要大多少。但又不能增加總流量，要解決這個問題，只能用大流量短發射時間來解決。不巧的是，左心室射出血液的時間只比右心室稍小，而流速也只稍大一些。

在心臟的運作中，這個變化不過是前三分之一的時間流量變大，其流速變大的也不過是增為一倍多，只多了大約百分之五十，這與需要傳送血液遠達一點五公尺之遠的需要幾十倍的流速，好像還有很大的距離。不過以人工心臟要模擬這個功能，難度更大，在一些新的設計中，總是發明新的幫浦，以新的更有力的動作來達成高流速、低流量的設計。

解決了第一個大難題，接下來的是心舒壓。心室中的血壓放鬆時幾乎為零，甚至為負，好將心房中的血吸收進來。到了心室充滿了，就會強烈收縮，心室血液充得愈滿，收縮的力道愈大，這就是有名的史大林定律。左心室擠出去的血液立即面對心舒壓的銅牆鐵壁，左心室要壓過了八十毫米汞柱的壓力，才能讓血流進血管中。這個衝向高壓血管並送血的動作，有點像將船划上瀑布去一樣。一個高八十毫米汞柱相當一公尺多的水柱的壓力，也就是一個一公尺高的瀑布，心臟要把水逆向打上去。就流速而言，一艘逆向衝上瀑布的船，一定要

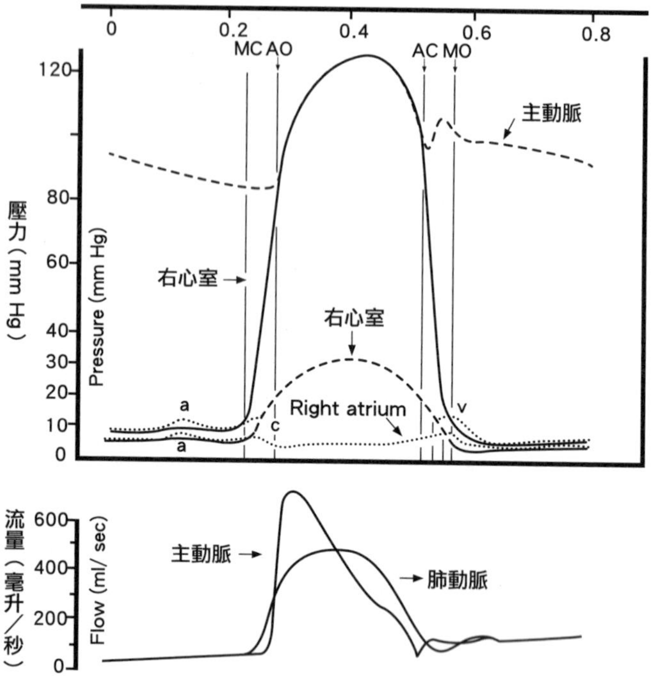

圖五

左右心室及主動脈之血壓及主動脈與肺動脈的流量

有很大的速度，但是衝上去之後，速度換來高度，船是高了一公尺，但是速度一定下降很多。

就以流速送血的規劃，似乎不合邏輯。人工心臟只好將心舒壓盡量降低，以減少心臟所要做的功。心舒壓對以流量送血的設計而言，百害而無一利，所以肺循環就沒有心舒壓。

勉強解決了第二個大難題，接下來要面對的是升主動脈的大轉彎，這個確切是一百八十度的大轉彎好像是專門來找碴的。這個大迴轉把所有的動量，也就是原來向前衝的速度完全消耗了。在這個迴轉向下的過程，向柔軟升主動脈的壁上衝去，在此處壁上產生極大的膨脹震盪，就像向鼓的中心重重一擊，產生最大下陷，然後反彈回來，產生壓力震波。這個壓力震波係由鼓槌以高速度向鼓的中心鼓最柔軟的位置擊下，以產生最大的震波。在升主動脈中，這重重

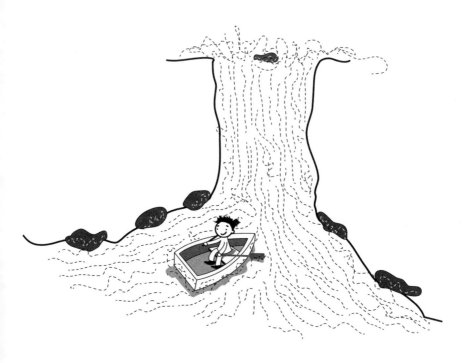

圖六
心臟由左心室打出之血液如圖上之小舟，要先克服心舒壓——向瀑布一樣的高水壓，才能衝上瀑布，並往前流動。

的一擊，係由心臟高速射出的血液，這個血液克服了阻擋在心臟開口處的心舒壓，才能衝開心臟與主動脈中間的閥，然後衝向大轉彎的升主動脈，並在管壁上重重一擊，於是壓力波就此產生。如果把升主動脈看成一個鼓面，那麼心舒壓——這個阻擋血液流出心臟的大阻礙就有其必要性了。鼓要打得響，鼓面一定得綁緊，心舒壓就扮演這個角色，把升主動脈綁緊，這樣的鼓面才敲得出聲音。這個大迴轉，加上心舒壓，將受擊之處綁住，而此受擊之處也正是動脈中最軟的位置，與鼓面中心一樣。再由大迴轉在此產生重重一擊，就像打鼓一樣，鼓槌擊下後彈回來。

向上輸送的血液在升主動脈的最上端，在大迴轉發生之前，就以動脈分支，經過頸部，送到頭上的迴圈去。這個由升主動脈上方分出來的向上轉輸血液的動脈，接在升主動脈截面中的最上面，是升主動脈全截面中流速最慢的部分。

根據伯魯尼定理，其壓力就是最大的。其實這就是長頸鹿將血送到比心臟高了一公尺以上頭部的祕密。長頸鹿的心縮壓雖然比一般哺乳類高些，但沒有高到一公尺。何況心縮壓太高，這可是高血壓，是病態。但是粗壯的升主動脈，一方面可以將血流的撞擊力轉換為向下傳輸的振動位能；另一方面，又可在主動脈的上升分支中，產生比心縮壓更高的高血壓。這是長頸鹿送血到頭頂的奧祕，也是高血壓的病患最容易腦充血的原因。由這個升主動脈向上分支的位置，往頭上傳送的血壓，尤其是心縮壓，可以比心臟壓出的血壓高出許多。所以在手臂量血壓時，常常低估了送往腦中樞的血壓。目前大多數學者認為頭動脈，也就是由主動脈分支上來的動脈中的血壓，較能代表有危險性的心縮壓，以此來評估腦中風的機率是比較準確的，這也就是轉換函數或加強係數會受重視並多加研究的主因。

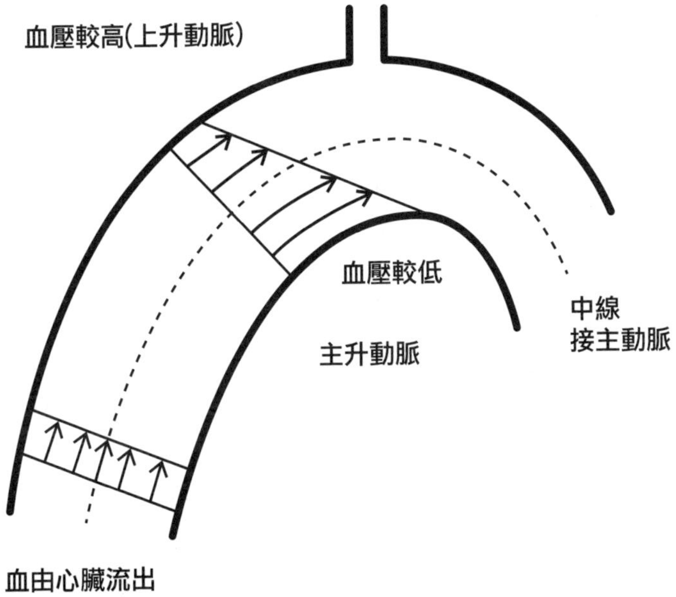

圖七
血液由心臟流出後匯入升主動脈，其上半部流速以→表示，較慢，下半部較快，並快速流入主動脈而向下流動，流速快的位置其血壓就會降低，反之亦然。

這個由升主動脈上升到頭部去的動脈，在一般短脖子的動物，只有左右轉動、但是不會轉大彎的動物，如人類，無法把頭壓得比胸低，所以主動脈與頭部的相對位置是比較固定的，但在長頸鹿是可以把頭放到比腳更低的位置。那麼地心引力豈不是要讓長頸鹿腦充血？其實當長頸鹿把頭由頸部往下壓時，這個升主動脈中上升動脈分支，就不再是二條直直向上的血管了，連帶就扭曲了升主動脈，也降低了這個上升分支的升壓效率。如此一來，原來由升主動脈送到上升分支會增加心縮壓的條件，就全被破壞了。長頸鹿站立時，把頭伸到腳下，也就不會腦充血了。

為了解決缺乏升主動脈產生的各個難題，目前比較成功的是左心室輔助器。原來用來取代心臟的幫浦不再裝在全人工心臟中，而僅以一個幫浦來幫助打血。由左心室吸血出來，由幫浦加速後，跳過升主動脈，直接在主動脈中，將高流速動的血液注射回去。這個方案避開了升主動脈所產生的困難，也就有了較好的生理功能，但是比起自然生成的心臟效率還是差多了。

天然的心臟功率大約為一點七瓦，而人工心臟即使已使用了十幾倍，也就是二十多瓦的功率了，仍舊無法讓血液順利地流進臟器，尤其是腎臟及肺臟。在進入肺、腎之動脈，與主動脈的連結，是一個大約九十度的直角。這個直角把原來的動量完全隔絕了。人工心臟的設計，希望以流量，也就是血液流動的動量來輸送血液，到了這個直角的轉彎，效率就大減了。

反倒是左心室輔助器，因為左心室仍在，可以繼續產生搏動，產生心舒壓及心縮壓，而輔助器只是增加血液流量，在病人的使用狀況就好多了，幾乎可以正常地走動、坐臥。可是使用了十幾倍的功率的全人工心臟，病人反而只能躺著，勉強走幾步路，就是大新聞了。最後還是組織瘀血壞死，而無法長期存活。

所以人工心臟，美國食品藥物管理局只核准使用在等待換心的病人身上，作為一時找不到可換心之捐心人時，維持生命之用，有點像人工心肺機一樣，只是個急救工具。

由過去人工心臟漫長而廣泛的經驗，讓我們更了解體循環系統設計之奧妙。到目前為止，我們也只有部分輪廓。

第五章

如果你是人體設計總工程師

循環系統上「理論」的要求
共振
如果你是設計總工程師
發生學
分頻供血的優勢
血液壓力波與交流電之傳送
環狀的末端
血循環與經絡的關係

循環系統上「理論」的要求

心臟一再重複而規則的跳動，這是多麼令人著迷的事情，音樂就是這樣產生的，也是重複而規則的拍子。音樂可以動人心弦，而重低音的音樂更是震撼人心。因為這個低音已經直接與心臟的諧波相關了，已不僅是拍子相關而已。在早期研究「氣」的時候，就利用重低音，由鼓產生低頻音波來鼓盪循環。

一些原始的舞蹈也是強烈的低音，配合接近心臟節拍的舞蹈，人們可以沉醉其間，徹夜跳動，久久不倦。這不是什麼巫術，這是有生理基礎的。

走路其實也有相同的效果，手腳一起動地走路，更能影響心臟的跳動，以比心跳稍快的速度走路，會促成心跳與手腳的運動同步；但是騎腳踏車，雖然也是週期性腳的運動，但因不像走路一樣，是全身性週期運動，在誘導運動與心臟同步的功效上，就比不上走路。對心臟不夠強的人，以比心跳稍快的速度走路，是對心臟最好的復健。

共振

也就是這些點點滴滴的現象，讓我們認為這種高效率、這些週期性，只有共振現象可以相比擬。但是是什麼樣的系統在什麼條件下讓共振可能發生呢？

首先以水管來模擬：如果只考慮水管中的液體，不論是多重反射後產生駐波，讓水流波在管子中來回共振；或是管子中液體流速很大，讓管子產生扭動式的共振，都需要極大的能量，因為液體在管子中的黏滯性很大。而這二種共振，一個需要極低的損耗，另一個需要極高的流速，都不可能在循環系統發生。

因其所需要的能量遠超過心臟功率，而這種流速與血液在血管中的流速不成比例，而多重反射也不可能發生。

血管是個彈性管，生理上發現，愈粗的血管愈軟，換句話說，也就是愈大的、愈接近心臟的血管愈軟。

在考慮循環系統時，最好把血管也當成系統的一部分，而不是將血液視為系統，而血管只是個容器，只是這個系統的邊界。

由這個將血管視為血液的連續體，而將血液與血管視為一個系統，此時血管就不再是血液的容器，而與血液合而為一，成為系統的一部分。

在這個條件下，一種新的共振模式就可以產生了。這就是導出的徑向共振方程式，這個共振是由血管沿著半徑向外膨脹再收縮而產生的。

先想像一個車子輪胎的內胎，汽車內胎的截面積大些，機車內胎的截面積小些，腳踏車內胎的截面積更小些。如果再小個十倍，就像血管了。打氣的時候，打氣機在氣嘴打氣，氣體立即充滿整個內胎。這個充滿氣的內胎，隨便在車胎任何位置有個洞，氣體一定會流出去。如果內胎有許多漏洞在各個不同位置，而打氣機不停地打，於是胎中的壓力就能維持在一個小的範圍，這就類似最原始的循環系統。動脈是內胎，打氣機是心臟。只是氣體換成了液體——血液。

隨著生物的演化，這個循環系統有了複雜化的進步。動物分化了手、腳、頭與更多的內臟，於是這個內胎也就愈來愈複雜了。必須長出各種奇怪的形狀，以配合手、腳、器官的需要。但是基本運作仍是打水機（心臟）把水打進奇怪外形的內胎（動脈）。充滿水的內胎必會有些水壓，才能膨起。只要在這個奇形怪狀的內胎的任何位置有個缺口，就能讓水流出來。任何器官與組織，只要在這個內胎中打個洞，就能拿到水。

這個原理簡單的內胎——一切靠壓力送水，在設計上是非常困難的，如果接近心臟部分開口過多，遠處的內胎部分就扁掉了，失去壓力後，再也不能把血擠出來。如果手要使用，那麼供應手的血液要增加；要考試了，供應腦的血液要增加，供應寫字手的血液也要增加。其他不用血的地方如何維持呢？

演化到了多器官的動物，這個管控就愈來愈複雜。先分析一下循環系統能夠控制的自主變數是哪些：

一、心臟的輸出——心臟之輸出量為其一，心臟收縮之速率為其二。

二、血管的平滑肌收縮或放鬆——可改變血管之彈性。

三、開口的多寡及大小——決定哪裡放出較多的水。

動脈身居分配血液——身體最重要資源的重任，可是動脈中居然沒有開關，也沒有閥門，動脈與內胎一樣是一個完全連通的大空間，沒有隔間，也沒有分室。水像空氣一樣充滿整個空間。而我們能主控的只有心跳，各位置血管的彈性及開口的多少、大小。

有了這些基礎，讓我們當一下上帝，要怎樣設計出一個高效率的傳輸系統，可以維持我們在穩定的供血狀態，不論春夏秋冬，不論高山海底，不論賽跑潛水……都能穩定地供血，而且供應到每個位置。

心臟是一個肌肉做成的打氣機，這個打氣機只有收縮壓出血液及放鬆接受充血兩個主要動作。而收縮是打氣的真正動作，放鬆時是將血液以流動液體的方式注入心臟，以便下次收縮時將之壓出。

如果只為了壓出流體，只要維持動脈腔的壓力，心臟可以時跳時停，就像大樓的打水機一樣，只要水塔的水滿了，就可以停止。而打水的速度也沒有什麼限制，可以時快時慢、時多時少，只要抓住重點，維持水塔的高度；在循環系統而言，就是維持動脈中之靜壓力就好，在動脈中任何開口處都能引出流體來。

還有一個重要問題，當動物愈長愈大，這個動脈血管也就愈拉愈長，不能再像輪胎一樣的結構了，要拉長要接續，就成了許多層輪胎的形狀。這個多管狀的結構，基本上還是與輪胎一樣，只要壓力到了，就可以由開口處送液體——血，到各個需要的地方（參考圖八）。

管子一長，如何將壓力送到末端，而只有最低的消耗就變得重要。最簡單的想像，如果要傳送壓力到遠方，一個方法是用風，也就是流體直接流到遠方，另一個方法是利用聲波。用嘴吹風，吹了很大的力氣，一公尺之外就感覺不到了，這是直接用壓力差送流體的方法，電風扇送風、颱風都是一樣的，由流體的流動來輸送壓力，以達平衡。而聲波也是一種方式，用聲帶發出振動，空氣

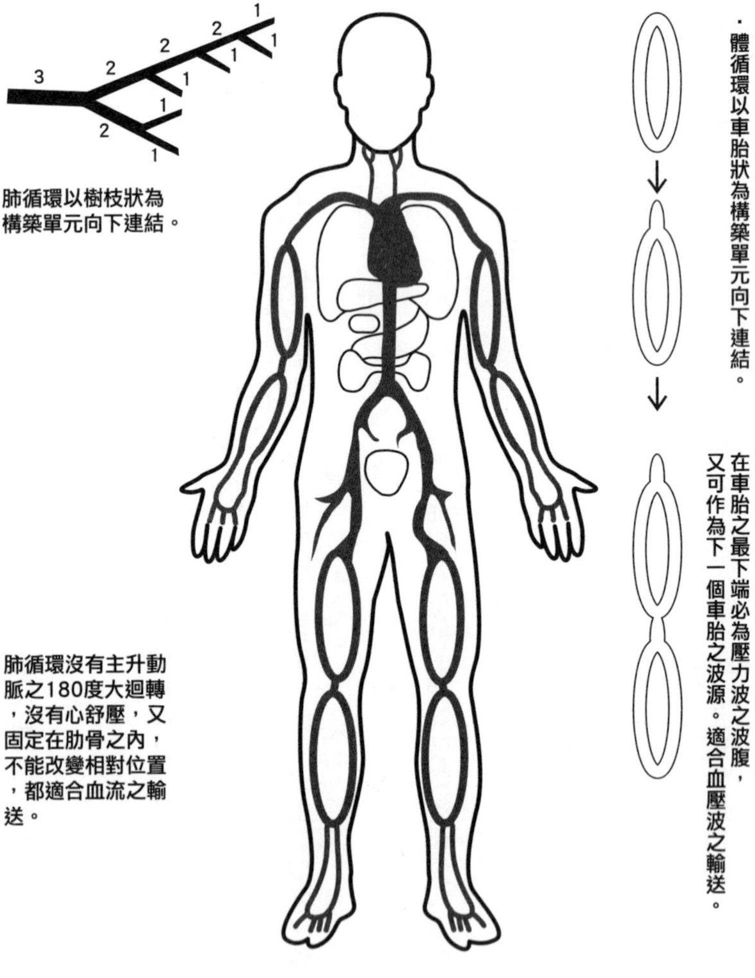
肺循環以樹枝狀為
構築單元向下連結。
肺循環沒有主升動
脈之180度大迴轉
，沒有心舒壓，又
固定在肋骨之內，
不能改變相對位置
，都適合血流之輸
送。
·體循環以車胎狀為構築單元向下連結。
在車胎之最下端必為壓力波之波腹，
又可作為下一個車胎之波源。適合血壓波之輸送。

圖八
體循環及肺循環之示意圖及構築之單元

或液體（在水中）產生相同的振動，於是這個波動也可以把壓力以波動的方式向遠處傳送。這二種傳送方式，一種像直流電，一種像交流電，直流電因為電壓直接產生直流電流，這個電流必須由電壓源一直流到供電的位置，所以沿途很長，因而阻力很大，但到了交流電的輸送方式，電流是正負、正負地在極短的距離振動，所以阻力就大大下降了。

一般聲音是在空曠的空間傳送，是以縱波的形式，也就是直接以空氣壓力之變大、變小來向前傳送，因為空氣流動的距離很小，所以阻力很小，就能傳得很遠，而且有能力轉彎。

如果把流體裝進一個有彈性的袋子裡，像輪胎一樣，聲波也能在其中傳播，如果管子愈來愈長，管子半徑愈來愈小，而管壁的彈性也愈變愈大，這就與動脈相似了。此時壓力的變大變小，像聲波一樣，仍是可以在血管中傳送。大陸有名的學者祝總驤教授，就曾提出中醫的經絡是聲波傳送的管道，他以槌子敲打穴道，發現振動可以沿著經絡傳送。其實聲波是在血管中傳送的，可是為何祝教授發現是沿著經絡走呢？這點且待下回分解。

先討論一下聲波是如何在動脈中傳送的。當動物愈長愈大，血管愈變愈長，在動脈中聲波的傳送，就立刻碰到血管的管壁了，而血管壁本就生得很軟，很容易就膨脹及收縮，所以血管壁就隨著聲波的壓力波變大、變小而膨脹收縮。同時血管就成了這個心臟壓出來的聲波的導波管了，這些聲波都順著血管把聲音送到微血管，也就是身體的每一個角落。

這個輸送聲波的結構已經有了，心臟打出的血流在升主動脈轉彎，一方面增強往上焦——頭部去的血壓，一方面將血流的動能轉換成聲波。這個一百八十度的轉彎，讓動量及其相對的動能幾乎完全消失，全部轉換成血管壁上的振動，進而由主動脈、大動脈、小動脈，將聲波——一種壓力波——傳送到每一個組織中的微循環去。這個聲波因為是壓力波，而壓力是純量，不像動量是向量，向量不會自行轉彎，只能沿著原來方向前進，一舉手，一投足，彎腰，走路，更不用說各種劇烈運動，如跑步、跳高……都將嚴重干擾動量的傳送。而肺臟緊緊地包夾在肋骨之中，正為了保護血液的流動。如果血液果真與現代生理學所描述的一樣，是依靠血流的動量往前傳送，就該像裝上傳統人工心臟的病人一樣，只能躺著，掛滿了打點滴的管子，也只能勉強走幾步，而且日子一久，器官就會衰竭，這將是多麼可怕的景象。

心臟打出的血流，在升主動脈轉換成聲波之後，同時也將血液充滿在這個複雜但類似輪胎的結構——動脈樹系統，這個系統內，一旦有了壓力，又充滿了血液，在這個結構中任何位置只要開個小口，血液就會被壓力壓出來，就像輪胎上扎了個針子，氣就會緩緩順著針孔流出去一樣。

有了這個設計，比起以動量來輸送血液，的確簡單有效多了。但是還有精益求精、好上加好的可能嗎？

身體是一個複雜而巨大的結構，要送血到每一個角落，就像要老天下雨處處都要雨露均霑，可不能有水災，也不能有旱災，否則有些地方的細胞就要活不成了。

如果你是設計總工程師

此地要提醒大家一下，這個以聲波傳送血液的模式，雖然已非常簡潔，但是仍有許多缺陷。如果心臟只管打血，血管只管送血，那麼各處器官及組織能接受到的血液是一成不變的。這就有些像工廠的生產線，只能生產一種產品，也就是只有一種運作模式。

可是動物的生存環境是複雜的，生存競爭是激烈的，稍有落後，就被淘汰出局，自地球上消失。

動物有時需要跑，有時要看，一會要聽，一會要想。這可不是一成不變的生產線可以應付的，更何況還有吃飯、生病、求偶，這些基本生理需求也需要靈活地調動血液，做最有效的分配。

動脈有了聲波的導波管的性質，能夠將血壓波順利地傳送到每個角落，固然是很優秀的設計，比起以動量的方式讓血液向前衝，已不知進步了多少倍，不僅能量省，又能轉彎，也不受各種運動的妨害。但是為了應付本身每日的生理需求、外來的突發挑戰，動物需要更進步的循環系統，才能在生存競爭中存活下來，並繁衍下一代。

還有什麼改進空間嗎？要做流體的分配，現代工廠的設計一定會有開關、閥門，將流體導向不同的地方去供料。身體如此之大又分得很細，恐怕要成千上萬的開關及閥門，才能應付這個巨大而複雜的系統。

生理上的機制總是極端奧妙的，在學習生理學的過程，總是一再讚嘆上帝也好，演化也罷，總之就是生理的機制真偉大，從我自年輕開始研究生理現象，每當我找到一個比我原始想像更聰明的方法，我就知道我應該是 Bingo 中獎了。

要分配血液，動脈中並沒有開關也沒有閘門，那要如何分配呢？其實循環系統中也有類似閘門的元素：那是在靜脈中，因為靜脈中的血液已經沒有血壓，也沒有動量，只好依靠閘門阻止回流，而不直接需要任何能量，就能讓血液回流心臟。

但在動脈之中，整個動脈迴圈像個輪胎一樣，一個接一個，整個是個連通管。只有在與組織相連結的地方，有許多開口。開口大又多，則送血也增加，開口小又少則送血少些，但是如果血壓不足，就像自來水用戶一樣，遠端的用戶永遠是供水不足，這又如何是好？

在整個動脈的連通管中，如果只靠靜壓，所有的管子與用戶（組織）離壓力源愈近的供血就愈好，而且一視同仁，各個管道都有相同靜壓送進來，一旦前端開口大了、多了，一定造成後端失去壓力而供不到血。

心臟是由肌肉做的幫浦，本就是以收縮肌肉、放鬆肌肉的方式運作，將血液一波一波地打出來。一個天才的設計師就該利用這個事實。既然血液是一波一波地壓出來，自然而然，這個壓力波就由各種頻率的壓力波組合而成。如果心臟跳動的方式稍微改變，這些組成的壓力波也會隨之改變。

如果希望壓力波的基本組成的頻率是固定的，有一個非常簡潔的設計可以達成這個目的，那就是讓心臟規則性地跳動，只要心臟以一定的速率跳動，例如每分鐘七十二次，心臟所能打出的壓力波，其頻率之組成就一定是每分鐘七十二次，每分鐘 72×2=144 次、72×3=216 次、72×4=288 次，這就是所謂的諧波，也可視為心臟基本跳動頻率的高頻共振波。

其實我們的共振理論，就是由此發芽的，二十多年前，我把中醫基礎的追尋，由腦神經中的傳導物質轉移到血液循環之後，這是最重要的突破點。

心跳是有規律的，脈波也是固定的頻率。任何一個有規則的現象，背後一定隱藏了一個規範、一個定律、一個定理。多年來科學的訓練，尖銳了我們的直覺，觸到了中醫學最底層的基石，這個幾千年來的不解之謎，終於找到突破點了。

心臟規則地跳著，雖然規範了心臟所能產生的頻率——一定是心臟跳動基頻的諧波，但是心臟還是可以用不同的跳動波形來改變這些組成的每個諧波在脈波中的比重。心臟仍是以每分鐘七十二次的頻率跳動，但是送出血液的時間長度，可以長些，可以短些；而送出血液的流速可以高些、低些、平均些，或由高而低，或由低而高，那麼當這些血液衝向主動脈弓的大轉彎時，所產生的壓力波——脈搏，雖然只有相同的頻率，仍舊是心跳的諧波，但是每個諧波所分配的能量——也就是每個諧波的振幅是可以改變，也可以調控的。

由這個進一步的分析可以知道，由心臟收縮與放鬆動作中的微調，雖然脈波仍是由心跳的諧波為其組成，但是，每個諧波分配到的能量是可以調整的，由此看來，還有一個新的方式，可以控制血液的分配，那就是控制各諧波能量的分配。

如要配合這個新的控制血流分配的方式，身體需有哪些特殊的設計呢？

身體需要按照功能分門別類。例如氧氣的交換功能，這包含了肺及皮毛。例如身體抵抗外敵（包含細菌及病毒等）的功能，主要是免疫的功能，這包含了製造抗體及白血球等等。分解合成營養品，解毒、運化食物等功能，過濾血中廢料並加以排除，將食物消化……因為同一種功能的器官及組織分配同一個共振頻率，就可以由這個頻率的振幅或能量來調控，增加了某一個諧波的能量，就能增加這一種功能全體的供血，也就能提高這種功能的活性。

由這個設計就可以大大提高循環系統的效率，只要心跳的收縮方式做一些調節，例如第三諧波的能量增加，而第一諧波的能量減少。這是多麼美妙的設計，不要分隔，也不要開關，呈連通管狀的動脈叢，就能夠控制去哪些地方的血液要多些，哪些地方要少些。

要配合這個設計，這些相同功能性的器官就必須與這個諧波共振，而牽引這個諧波所攜帶的能量進到這些器官或組織來。這些器官，最好是同一類功能的器官，就分在同一組，也就是與同一個諧波共振，否則這種共振如果亂配一通，完全沒有功能性的編組，雖然有了這個控制諧波振幅的功能，有了指揮系統，但受指揮的是烏合之眾，仍是毫無軍紀，沒有任何戰鬥力的。

有了這個依功能來編組，以提高運轉效率的想法，就能進一步了解中醫經絡的偉大了。經絡的分類不完全是依照器官的，主要是依照功能，因為依照功能，心臟才能依照各個功能的需要來分配血液，而將資源做最有效的調配。這比較像政府的組織，行政院的組織，有內政部、教育部、經濟部、財政部……十餘個部門，而國家愈大，人口愈多，部門也就愈大，但不必更多。而愈進步的政府，人口雖少，部門卻可能愈多。

其實經絡也有相似的情形，愈進化的動物經絡也就愈多，脈波的波形也就愈複雜。但是身體內，所有的組織千萬種，仍舊很難依照功能把它們完全地分成十組或十二組，就像我們行政院還有國科會、原民會、青輔會等，所執掌的這些不容易併在各部中的功能。

在身體中就只有這些諧波了，那將如何是好呢？

只好把它們送作堆了，就把這些功能不特別明確的，分別歸到不同經絡去。

我們的肌肉系統就是這個功能性不易歸屬的一支。

如果不能依功能分類，那就以共振的方便性設計，也就是依照共振容易產生的方式來設計，這樣的設計不是為了功能，而是為了節能，節省心臟將諧波送入這些組織的能量。

先由血管本身的共振來探討，先不考慮在末端的可能反射。簡單扼要地來看，管子長的，共振頻率低；短的，共振頻率高。由腰到腳是身體最長的一段，尤其是由一隻腳至腰再到另一隻腳，幾乎比身長還長。這是身上能找到的最長的連通管，這一定是最低頻的。第二長的是兩手伸長，經過胸部，這是第二長的。而第三長的是到頭上去的，頭上有兩個大腦半球，這是第三長的。要讓共振在血管中分配，這就是下焦、中焦、上焦的分法，這是生理上為了節能，製造出各自共振的體系，以降低供血所需要做的功。腳是一雙，手也是一雙，頭部是兩個對稱體，鼻孔兩個，眼睛兩個，耳朵兩個，共振頻是雙數的比較容易安排的。而肝、脾、胃都只有一個是單數頻率就好了。由節能的思考，很容易就設計出了這個最基本的藍圖。器官也有其共振頻，主要是為了區別功能，如果將功能與節能一併考量。如果將腎也變成兩個，放在兩腳的中間，肺也變成兩個，放在兩手的中間，而腦子也是兩半球放在頭部的中間，那麼不僅能各司其職，也有各自供血的頻率，又能節省供血的能量。這是個十分完美的系統了。

肌肉體系主要是為了運動，在各位置的肌肉並沒有運動以外的特定功能，不妨就地利之便，按照血管共振的分布，而順勢做一些分配。到腳上的肌肉就有腎經（二）膽經（六）的，經過手及胸部的肌肉有肺經（四）大腸經（八），到頭上的肌肉主要為膽經（六），而其餘各頻率則分配給其他部位的肌肉，這其間是否仍有其他更神奇的奧妙，我們目前還沒參透。

發生學

有了這個分配計劃，在建造身體這個巨大工程時，要如何一磚一瓦，一個細胞、一個組織、一個器官地放到正確的位置去呢？這可比金字塔或萬里長城更複雜。

這就是胚胎發生學的奧妙了，生物體不是一次建成的。受精卵先分化成許多層的細胞組合，此時心臟先長出來；由心臟做總指導，指揮著器官及形體，逐漸形成。嬰兒出生後，也由心臟控制著各器官、各組織的生長速率及長成的形狀，身體才能有次序、有協調地整體配合著長大，不至於先長了長腳，才長大鼻子、再長大腦、最後長手，生長是協調的，各器官、各部位一起同步逐漸長大。

這個送到各個經絡的能量，就是心臟掌控胚胎發育及人類由嬰兒長大成人協調的原動力。當然基因、賀爾蒙等化學因子也有決定性的重要，這些化學分子的重要性，已經有太多的發現，在任何教科書都能看到，也就不在此重複。

分頻供血的優勢

我們仍回到循環的角度來看這個分頻供血的機制，到底有多少自動控制上的特色，這是以往沒有想過的。

如果你培養過細胞，一定看過，當細胞的營養供應充分，而廢料也能帶走，這些被培養的細胞，一定快速生長，一直到細胞太密、太擠了為止。其實細胞一旦太密太擠就停止生長，也是不讓細胞惡性無止境地生長的一個重要控制。

循環系統依照分頻共振來分配血液，而血液既能帶來營養，也能帶走廢料，所以能分到多少血液就決定了組織中細胞生長的速度。有趣的是，在組織或器官中有許多細胞的支架，將細胞像生長葡萄一樣一粒一粒分開，以免太擠而妨害生長。當器官中細胞增加時，其同時血管也要增加，支架也要增加，於是器官就有規則地長大。由共振供血的原理，很容易就想到還有一個新的控制因素——那就是要維持共振的條件。這個由血管、支架及細胞組成的有機體，要有一個天然共振頻率。這個頻率一定是心臟跳動頻率的整數倍，也就是心跳速率的諧波。如果器官在生長的過程中，其共振頻率偏離了原來的共振頻率（除非立即跳到另一個共振頻率，這是連續生長的過程中不容易發生的），心臟打出的壓力波就無法再與這個器官共振，於是壓力無法送進器官來，也就無法把血液推進器官裡，這個器官中的細胞一定會生長停滯，甚至死亡。

心臟規則地跳動著，也就為了器官或組織的生長打著拍子。快了，要你慢下來；慢了，要你趕上來。至於細胞要不要分化，要如何分化，那是化學分子DNA及賀爾蒙、生長因子等的任務。但是這個細胞、支架、血管的組合——器官，一定要配合心跳的節拍生長，甲器官要配合節拍，乙器官也要配合節拍，其他的組織、肌肉……都要配合心跳的節拍；心臟就是這個氣的交響樂團的指揮者。每一個器官，都與心臟打出的某個諧波共振，也就同時踏著各自的舞步，按部就班地生長。因為大家都成比例地生長，就可以維持各器官原有的共振頻率，與第一諧波共振的一路長大仍與第一諧波共振，與第二諧波共振的仍與第二諧波共振……只是因為每個器官都逐漸長大了，共振頻率也變低了，所以心臟也就跳得愈來愈慢了。由嬰兒到大人，各器官都追逐著心跳逐漸長大，而心臟為了適應這個各器官都逐漸長大的現象而愈跳愈慢了。

這個隨著動物各器官的生長，而心跳愈來愈慢的現象，不只在生長時適用。

動物中，形體大的如鯨魚、大象，心跳就非常慢，每秒十幾次二十幾次，而人約七十次，狗約一、二百次，老鼠三、四百次。心跳速率與體長有反比的關係，不只是規範了生長，也適用於所有物種。

而在胚胎發育的過程，也是由共振的狀態，決定了器官生長的位置，以及器官發育的順序。在探討這個更為複雜的問題前，先討論一些比較簡單、但是更為基礎的問題。

血液壓力波與交流電之傳送

聲波在導波管——血管中傳送，與電磁波在導線上傳送，是有很多相似的地方，但是也不盡相同。

電子由發電機送到導線，電壓就升高了，新進來的電子幾乎留在原位置，而用戶把開關打開時，是在開關前的電子跳進了開關後的電燈，照亮房間。所以導線以很慢的速度輸送電子，但電磁波像光速一樣，把電壓送到用戶的開關前，只要一打開開關，電子就跳進電器中來。

血液的輸送也是相似的，心臟壓出血液，動脈中的血壓就會升高，新送出的血液只造成血壓上升，一旦血壓到了組織，只要組織內的動脈有開口，血液就會流進組織中來。

為了比較長距離的輸送，交流電是比較好的輸送方法，電子只需在短距離之間來回振盪，而不必由頭到尾走完全程，所受到的電阻也可以調整到最小。尤其當交流電方程式解出之後，可以電容或電抗來填補導線的缺陷，而讓導線上只剩下極小的阻抗，其實這也就是共振的觀念。送電時，總是將阻抗匹配到最好，達到共振的狀態，此時阻力就最小。

在血液循環的系統，血管的彈性及血管的粗細也配合得很好，一般的規則是愈粗的血管要愈軟，讓血管本身也成為一個共振系統，血液壓力波以最小的阻力通過。

交流電送電時，將發電機產生的高電流、低電壓的電磁波，以變壓器轉換成高電壓、低電流的電磁波，把電壓向用戶輸送，在用戶使用之前，再由變電所把高電壓、低電流的電磁波轉回低電壓、高電流，以方便使用。

在血液輸送時，心臟打出的高流量、低壓力的血流，先遇到心舒壓，就提升了直流的電壓，又撞上升主動脈弓，做一百八十度的轉彎，此時，多餘的流量就化為聲波——一個與交流電相似的壓力波，這個壓力波，不是在零壓力上下振盪，像交流電一樣，而是在心血管系統的平均壓力，大約是三分之一的心縮壓加三分之二的心舒壓，當作平衡點，上、下振盪，並向遠心端傳遞。

不論是交流電，或血液的輸送，這個升壓的動作，都大大降低了遠距輸送之阻力，因而大大地節省輸送時能量的消耗。不論是電流的輸送或血流的輸送，壓力要抵達遠方的用戶是輸送系統設計的主軸，而不是流量。

在交流電，用戶之前有變電所，將高電壓、低電流，轉換為高電流、低電壓的家庭用電，而循環系統也有小動脈叢，其實也就是穴道的結構。許多小動脈與神經都糾結在這裡，這裡的小動脈的彈性已非常小，對於壓力波已沒有多少輸送能力，此處小動脈叢像變電所一樣，將血壓降低，並供應血流給這個小動脈叢附近的組織，穴道一方面將血壓降低，一方面擴大接觸面，讓許多小動脈與組織擴大接觸，以提高供血的範圍。

以上所談的，都是交流電與循環系統的相似之處。由設計的角度來看，交流電路所有的優點，循環系統幾乎都考慮了。以下將討論二者不同之處。

電子到處都是，尤其在導體上，只要加了電壓，就一定會有電流，而且電壓差還是要靠電子的流動來產生，所以只要有電壓就能產生電流；但要儲存電能卻因為電子很容易流動而非常困難。所以才有日月潭的抽放式運作，以水位來儲存多餘的電能。蓄電池，顧名思義是儲蓄電能，而其運作的原理卻是以化學的方式，將電子儲存在原子或分子上。

血液輸送的基本原理是不一樣的，血液不像電子存在任何原子之上。血液必須由心臟經由血管送到用戶端來。在用戶端——細胞及組織，不僅要提供血壓，好將血液擠壓到組織去，一旦血液流出，血壓就會降低，必須由後方動脈補充血液，才可能有新血流出來。

為了循環系統的正常運作，設計上不僅要考慮血壓，也要考慮血流。心舒壓的設計就成為關鍵。要維持心舒壓就成為循環系統工作的設計重點。心舒壓太低了，血液一定停滯。

為了維持心舒壓，循環系統又加了許多設計。在小動脈與組織的接合處有許多動脈的開口，直接通往組織去。如果這些開口太多，血液太多流向組織，血壓就不能維持了，如果許多地方的開口都太多，心舒壓必定下降，血液就無法輸送了。所以這些開口，只能有極少數是真正打開的，而且是輪流打開。心舒壓還有一個重要任務，那就是維持動脈的彈性，如果心舒壓太低，就像沒有拉緊鼓皮的鼓，可是打不出聲音的。所以洩了壓的動脈，是沒有能力傳送聲波的，也就不能當作血液壓力波的傳輸線，當然也就失去高效率送血的功能；這是交流電路不需要考慮的。

這個心舒壓的設計，固然多了很多麻煩，其實還有一個大大的好處。循環系統中，只有動脈有血壓，靜脈幾乎沒有血壓，如用交流電的術語，就是動脈是火線，靜脈完全是地線。這在交流電是行不通的，因為電子是很難儲存的，無法只用一條火線就把電壓送到用戶端，一定要有一條回流線讓電子來回振盪，而不能讓電子在一地集中，因為電子集中後產生的高電壓立即阻擋了電壓的繼續輸送。

交流電路必須一條線送電壓去，一條線讓電子流動，把電壓送回來。所以送去時要能量，而引導電子回來的，也要能量，實際上能使用的能量，就必須再減掉回流時所要消耗的能量。

血液循環系統，動脈中有血壓，靜脈回流靠閥，也就是瓣膜，利用各種運動，振動的能量將血液一節一節地推回心臟來，以便循環使用。所有的能量都在動脈，所有的能量都能使用，這個心舒壓的設計可是極高效率。

在交流電路設計上，還有一個極重要的觀念，那就是阻抗匹配。阻抗匹配在任何載波體，都是重要的設計。可由簡單的撞球，來了解一下什麼是阻抗匹配。如果用甲球來撞乙球，甲球是動的，乙球靜止。在什麼狀況下，相撞後甲球會靜止，乙球向前運動。以剛性的球來思考，不考慮相撞時球變形而產生的能量損失。要求這個相撞的結果是甲球將原有的動能全部傳給了乙球。如果甲球比乙球重，相撞後，甲球與乙球會一起向前動，如果乙球比甲球重，兩球相撞後，乙球向前動，甲球反彈而向後動。只有當甲球與乙球一樣重，才可能甲球停在相撞點，而乙球以接近原甲球速度向前運動。這在打撞球時，常常看到，因為每顆撞球都一樣重。

在波的傳輸過程中，也有相似的現象，波由一個導波管，進入另一個導波管，如果兩段導波管的阻抗匹配得很好，則在原導波管中的能量，就會全部傳送到接續的導波管，不會反彈，也沒有損失，就像兩個質量一樣的撞球相撞一樣，能量可以完全送到下一個球去。

在血管中傳導的血壓波，也要遵守這些基本的物理學定理。血管在向遠心端方向，變得愈來愈細，為了阻抗匹配，血管壁就愈來愈硬，以維持阻抗匹配，但是血流量也要守恆。變硬的血管，所能容納的流量會變小，所以血管往遠心端是分岔愈變愈多，以分岔血管的總面積變大來補充流量。在血管愈變愈硬的狀況下，總流量還是可以維持不變。

這個阻抗匹配、流量也匹配的狀況，一直都很理想。一直到了末端，小動脈要與組織連結了，這裡出現了兩個難題，一是血管埋進組織裡，以便送血，其阻抗一定會受到包圍其組織的影響。二，在血管的末端，如果開口多，則邊界為開口；如果開口少，邊界為閉口。而組織有時要多供血，有時少供血，則一會兒像開口，一會兒像閉口，於是整個血管的共振條件要巨大調整，這是十分頭痛的事。

環狀的末端

生理上的設計常是難以事先想像的，為了解決上述兩個大難題，動脈將其末端相連在一起，成為無端之環。所有大動脈的末端都是環狀的；而且此環之終點（相接點）又是下一段輸送的起點，如此環環相扣，直到環狀之外的小動脈，才是樹枝狀的，這些樹枝狀的小動脈才與組織相連結。只有肺循環是比較大的動脈，但是也是樹枝狀的。可以說，到了樹枝狀的動脈結構中，血液壓力波不在這裡傳送，壓力波在此迅速降低，並轉化成血液流出的動能。在這些樹枝狀的動脈中，血液依靠的是直流的壓力，向組織壓送。而在比較需要運動的部位，如手掌，這些環狀結構，可以是一層又一層的，直到每個指頭，最後的指甲，才轉換成樹枝狀的動脈，以達成最終將血送入組織中的任務。樹枝狀的動脈是禁不起運動干擾的，在我們的肺循環的外部，就由許多根肋骨牢牢地固定著，這些只靠流量向前流動的血液，就不會受到運動而不知流去哪裡的困擾。

更有趣的是，當以環狀動脈為邊界，解出血液壓力波波動方程式之後，發現這個邊界條件，與終端血管完全關閉是一樣的；即使沒有沿著血管的流量，但血壓卻仍能維持在最大值。這個環狀的邊界條件也同時解決了在血管末端，進入組織時的阻抗匹配問題，因為血管根本沒有插進組織中去，而是將兩個末端連成一個環，如環之無端，也就沒有末端及阻抗匹配的問題。而樹狀小動脈已是依靠直流血壓的輸送，不再是波的形式，自然也就沒有阻抗匹配的問題。

這個環狀終端，還有一個意料之外的好處。當壓力波分別由環的兩邊送進來，一定在環中接近終點的地方相遇。相遇時，所有的動量因為正面相撞而消失，全部轉換成壓力，這個壓力最終將成為心舒壓的一部分，而儲存在這環狀之中。這個環狀結構由兩邊而來相連在一起的動脈，不僅直徑大小要盡量接近，才能像大小一樣的撞球，其由大動脈分支後，到達此環狀的最遠點之距離，也要盡量接近，才能提高這個環狀結構的功效。將動能在接近環狀的終點盡量抵消，並轉換為壓力位能。由解剖的結構看來，這兩點似乎也是正確的。而下一段的動脈可以接在這個壓力波最大，而沿著血管血液流量最小的接點，當作下一階段血液輸送的波源。就像新的升主動脈一樣。將動能盡量轉化為壓力波的能量，而繼續向遠心端輸送（請參看圖八，第一三六頁）。

血循環與經絡的關係

在這些精巧而又出乎意料的設計之中，要特別提示一些要點，以與中醫的經絡理論比較。

現代研究經絡的論文僅僅在中國一地就至少有幾千篇，大致區分起來有一、神經類：認為經絡是特別的神經連結，所以經絡與器官有共同的一些特性。二、體液類：認為是一個特殊體液的傳導軌道，所以有特殊功能，連結器官及經絡。三、能量：這類的論文最多，天南地北，紅外線、液晶、生物信息、碎形學……

不一而足，可以連結器官與體表。

但由中醫古籍來看經絡最重要的特性，一為臟象，與內臟有很強的關聯性；二為「行氣血，營陰陽，濡筋骨，利關節」，對身體有完全的營養功能。

在上章中對循環系統的介紹，特別提到循環系統中為了提高效率，設計出以頻率譜的方式來分配血液壓力波、能量的方法。心臟的跳動是固定頻率的，所以血液壓力波的基本組成的頻率，一定是心跳頻的整數倍，也就是心跳的諧波，但是每個諧波分配到的能量，是可以依照心跳送血進入主動脈的波形，加以調節的。這個短暫的注血時間，可能只佔一個心跳週期的三分之一，但是這個三分之一的波動，其波形可以是△、是⊓、是◿，或◺等，不一而足。於是，血液壓力波中各個諧波的基本頻率並沒有改變，因為心跳速率並沒有改變，但是每個諧波中，分配到的能量，卻有了千變萬化。但這是心臟的部分，器官與組織還會與此壓力波共振，該頻率諧波的能量是由心臟的輸出，與該頻率共振之器官及組織，共同決定的。

心臟輸出某個頻率的能量比較大，而該頻率共振器官及組織的共振狀況又好，那麼這個頻率的能量就會變大。反之亦然。

但是生理上，循環系統不是這樣運作的。心臟總是在共振不好的頻率上，多加些能量，希望把這些有點不健康的器官或組織，經由多送些血液及補給品，把它救回來。而在共振良好的頻率，就會輕鬆地送足夠的能量維持正常的供血。但有時為了救急，例如吃了有毒的東西、酒精、普拿疼、西藥，就需要多送些血到肝臟去，加速解毒。其實這就是脈診能夠診病的原理。

在脈象的角度來看，過猶不及，致中和才是最健康的，這也是古之明訓。

由於同一個諧波的供血，總是一起被調控，有福同享，有禍同當，這就是中醫內病外治的基礎，由經絡可以治內臟的病，因為它們共享同一個供血的頻率，是連通管中的連通管，相關性特高。而經絡受傷，共振失調，必然也引起其相同共振頻率的內臟發生問題。

那麼臟象又是怎麼回事呢？前章已經說過，為了提高循環對生理的掌控，循環系統依頻率來控管血液的分配，而生理上也將相互扶持的功能歸到同一共振頻率來提供血液。就像政府把與教育、教學有關的業務都分在教育部，而軍隊作戰、建設、建軍……放在國防部，是一樣的道理。所有分解、合成、分子等化學功能在肝經，所有與排泄、清掃相關的功能在腎經，與血液之製造及抵抗力等相關的功能在脾經……這就是臟象的源頭。而經絡之分配則除了臟象之外，還計算了節能，不僅是經絡，每個器官所生長的位置也是為了節能及供血的方便，每個器官都長在自己共振諧波波腹的位置，不僅供血有效，也不干擾其他諧波的運作。也就難怪心臟的總輸出功率只有一點七瓦左右，卻能把血送到身上每寸每分的組織，而且還能靈活地調控來配合每日生活所面臨的各種挑戰。

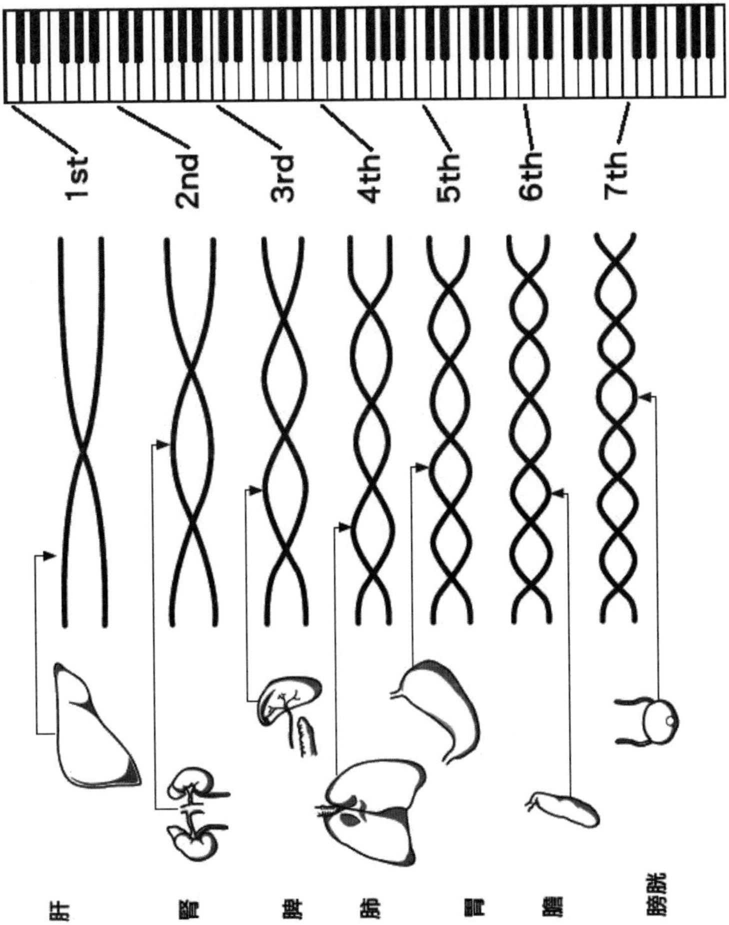

圖九
各主要臟器之共振頻，及其在身體上之相對位置，以→標示，此相對位置在各種哺乳類動物皆相同。

第六章

總結

過去的研究結果
高血壓成因
心血管病成因
參考資料
補充說明

過去的研究成果

回顧一下過去經絡的研究有哪些比較具體的成果，這裡只討論有實證證據的。

一、良導絡：這是經絡研究最早由日本人中谷義雄博士（Dr. Yoshio Nakatani）發現的，穴道點附近的導電度特別好，而穴道與穴道間的電阻也特別小。尤其是在同一條經絡中，穴道與穴道間的電阻最小。

解釋：穴道是許多小動脈集結之處所，也有許多神經。穴道在共振血循環送血的模型中，擔任的是變電所的角色，以大量的小動脈叢來將血液壓力波的能量轉換成流入組織之低壓血流。就像變電所將高壓低流量的電能轉換為低壓高流量的電能一樣。身體的組織中，導電最好的是血液，皮膚本身的電阻是很高的，在有汗液時，電阻才會下降些，其他肌肉、脂肪……等組織電阻也是非常大。只有血液是非常好的導體。一旦將針刺入皮膚，一沾到血液後，其電阻就降到幾個歐姆了。有了這個了解，穴道中集結了大量小動脈，小動脈又有許多開口將血液送到附近的組織。所以在穴道的附近不僅小血管中充滿了導電的血液，附近的組織也充滿了血液，難怪其導電性特好了。

這些穴道中的小動脈是與大動脈相連的，所以穴道與穴道間的電阻一定最小。而同一經絡間的穴道，是由鄰近的動脈相連。電子走最短的距離，所以同一經絡的穴道就成了電阻最小的連線了。

二、傅爾電針：這是良導絡之後，德國人傅爾發現的。用鈍的針，將穴道附近的表皮磨出許多小孔，產生體液滲漏。這些體液沾在金屬針表面，在加上瞬間電壓時，因為表面附著的體液成分的不同，而產生不同的瞬間電流。這個瞬間電流可因為導電線沿線附近的相似分子或離子而產生改變。

解釋：穴道是小動脈的集結地，也是小靜脈的集結地，身體的廢料也在穴道集結，再送回到心臟，再經由肝或腎去處理。這個測試就是廢料的成分分析，如果身體好，氧氣供應足，這批廢料應以二氧化碳為主。代謝愈旺盛，則二氧化碳含量愈高，但都在紅血球之四周，如多到不能聚集在紅血球之四周，體液就開始酸化。如果再加上氧氣供應不足，就會酸化得更厲害，進而產生乳酸等有毒物質。此時傅爾的電針，就能依靠這瞬間電壓產生之瞬間電流，替這些體液做成分分析。利用的原理是各離子在電場下的活動度不同，可能還有些二極體，都能迅速對電場產生反應，而被偵測到。因為係測量對電場的反應，所以任何對電場產生反應的離子、二極體等等，都會被量到。這種測量靈敏度非常高，可以測量到非常微量的成分，但是特異性並不好。許多不同的離子或二極體都能產生相似或相同的反應。

因為是電場的反應，在針的表面主要是以幾十到幾百埃（A°）之間被吸附體液的成分反應的，在較遠位置的體液，因為電壓已被表面的成分中和了，就不會再有反應。這個測試是以金屬表面吸附的體液薄膜，加上瞬間電場來做成分分析。如果這個測試迴路的中途，加上一些其他被吸附在金屬表面的體液，則這些在中途被吸附在金屬表面的液體也同樣感受到瞬間所加的電壓，所以也會做出反應。因為這中途的液體與金屬探針表面的體液是串在同一導線之下，其反應電流會相互干擾。這個干擾的狀況，只與體液及液體間的離子流動性、二極體之大小等物理特性有關。與這些離子或二極體的化學特性以及能不能治病，是不必有關聯的。

三、聲波傳送之管道：這是由華人祝總驤老教授發現的，祝老教授在三十餘年前就提出，經絡是聲波傳送的管道，他以敲打穴道並在另一穴道上偵測，與在非穴道點上拍打及偵測，發現了敲打的聲波可循經絡在穴道間傳遞。近年來更提倡以拍打穴道的方式來疏通經絡，為人民的保健提供許多貢獻。

解釋：由共振循環理論推論，血液是由在血管中共振的聲波傳送的。而穴道與器官都是這個共振體系的一部分。我們有實驗證明，通到器官的動脈受阻或穴道受壓，或針刺，在原來相連的血管中的血壓波會下降，就是明證。所以祝老教授的發現與共振循環理論是一致的。

以上共討論了三個已經發現的經絡現象，這些現象的研究在現代科學研究方法論中，就是現象學的研究。在生命科學中，這類現象學的研究尤其流行。最常見的就是各種相關性的研究，但相關性不一定是因果關係。就以上三個現象，導電性、體液的成分以及聲波的傳送，都與經絡有關。也都像瞎子摸象一樣，各抓到了一些真實面，但是仍需要一個系統的理論將這些現象貫串起來，子曰：「吾道一以貫之。」一個接近正確的理論，就能把各個個別現象像拼圖一樣，一片一片地放進來。不斷修正、改進，最終就能得出全貌來。

其他與經絡現象有關的證據，例如放射性物質可以沿著經絡傳遞，或紅外光可沿著經絡傳遞等等，都只有部分的真實。放射性物質注入穴道後，雖可傳送部分放射性物質至下一個同經絡的穴道，但是大部分仍沿著血管流動，其實，這也與共振循環理論相符。因為穴道本就是血管叢，也是重要的共振單元，流入穴道中的血液絕大部分會流入附近的組織，但是有少量會回流到較大的動脈去，並往下流入下一個穴道。只是放射性物質，或任何其他標記物，都會迅速地在大動脈中稀釋，而不可能連續在下幾個穴道中找到，這些流動，仍是以血液為載體，而不是另一種未知的體液直接沿著經絡運行。至於紅外光可能沿著血管傳送，比其他組織更有效；但是血管終究不是紅外光的導光管，並無法像聲波的傳遞一樣，找到紅外光確切沿著經絡傳遞的證據。

至於最有趣的針灸、麻醉及手術，其實也可以共振循環理論解釋。在開刀手術部位的附近穴道下針，則血壓波被針壓制，無法傳到開刀的位置，所以血流因而停止，並兼具止血效果。當缺血、缺氧稍微久了，神經也就失去傳導功能而麻木了。但這種效果會因人而異，不易廣泛使用。

各位如果有更新的實驗的證據，我們非常有興趣知道，以求進一步對經絡的性質有更深的了解。

高血壓成因

對循環有了進一步的理解，可以再回頭來討論高血壓的成因。由現象學的研究，西方學者發現，血壓高與血管變厚、變硬同時發生，有極高的相關性，所以最通俗的理論，就是血管硬化了，因而在其中流動的血液會遭遇更大的阻力。相同的流量，流過較大的阻力，就造成了高血壓。所以血管硬化是高血壓的原因，而動脈因血壓過高而破裂，或組織受血壓壓迫產生病變等併發症，就是高血壓危害生命的原因。

為了降低高血壓的併發症，西醫就研發了降低血壓的藥，主要是降低心跳速率（β1阻斷劑），降低心臟的收縮力（鈣離子阻斷劑），降低血液之總體積（利尿劑）。比較新的發展是由血管收縮素（Angiotensin）入手，抑制血管收縮素之生成等等，而在減緩血管硬化方面，就提出了膽固醇及三酸甘油脂，加上高血糖，這三個罪魁禍首。後來又分出高密度膽固醇、低密度膽固醇之不同功能來。但是經過了這麼多年來密集的研究，不明原因的高血壓就被分類為本態性（原發性）的高血壓，是高血壓病患的九成以上。換言之，經過了這麼多年全方位的研究，九成以上的高血壓病患仍是不明原因的。

其實，高血壓還有一個併發症，那就是腦子萎縮。高血壓的患者，不論吃藥將血壓控制得良好，或不吃藥而血壓忽低忽高，都同樣會慢慢地流失腦細胞，也就是腦細胞愈來愈少而腦子逐漸萎縮。這只是一個觀察到的結果，目前尚沒有人提出解釋。

腦子是需要氧氣最多的器官，只要幾分鐘的缺氧就能造成腦死。恐怕是長期供氧不足，才造成腦細胞逐漸死亡。

中醫的理論一直認為高血壓是肝陽上亢，雖然也有其他分型，但文獻中肝陽上亢，似乎是主要病因，有了一個診斷，就能提出治療。但是各種降肝火的藥劑都不能真正地治療高血壓，甚至連短暫降低血壓的效果也不及西藥有效。依據診斷而來的處方，居然沒有明顯效果。如果不肯承認是診斷錯誤，結論就該是中醫不是實證科學。中醫之診斷學、方劑學都是神話，根本沒有邏輯可言。這對中醫之傷害可是更大了。

經過二十多年來的研究，自起始就認為高血壓是虛症，是缺氧之症，任何重要器官，腦子、腎臟、肝、脾……只要缺氧就會高血壓。這與自來水供水的道理是一樣，供水不足就要加壓。

在最近的研究，更找到與西方醫學殊途同歸的發現，西方醫學高血壓的研究發現了加強係數，當分析加強係數所對應的共振脈診頻譜，果然印證了高血壓是氧氣不夠的推論，因為加強係數愈大，是第四諧波，肺經之共振頻率之振幅愈小。也就表示高血壓愈嚴重，經過肺的供氧愈不夠，而愈好的降血壓藥，對加強係數降低的效果愈好，如以共振頻譜分析，就是對肺經的共振頻率之振幅增加愈多。

那麼過去的中醫師所觀察到的肝陽上亢又是怎麼回事？其實這也是相關性研究的危機。有相關性，不一定有因果關係。兩個相關係數高的事件，有很大的可能都是另一個其他原因的果，而互相之間完全沒有因果關係。就拿中醫過去對高血壓的診斷來看，高血壓的確與肝陽上亢有極高相關性，這個觀察並沒有錯，但因而推論肝陽上亢是高血壓之因，就錯了。這一錯幾乎毀了中醫的千年清譽。其實高血壓及肝陽上亢都是肺虛的果，肺虛才是共同的因。因為氧氣供應不足，血壓上升來增加血液的運送量，以補救血液中含氧量之不足。因為氧氣供應不足，一些新陳代謝的反應不能完全氧化，因而產生毒素，只好由肝臟去解毒，也就造成了肝陽上亢，亦即中醫常說的金不剋木。

其實西醫也高明不了多少。血管硬化與高血壓的相關性非常高，所以血管硬化一直被認為是高血壓的因。但由目前大流行的加強係數的研究來看，不論高血壓或血管硬化，都是高血壓的果。

至於高血壓的真正原因，有西醫把九成多的高血壓病人分類為原發性高血壓，雖然有個病名的分類，但其意義就是不明原因，自然而然就發生的高血壓。

由共振循環理論來看，血管硬化固然對生命構成威脅，但是血管硬化，恐怕不是高血壓的因，反而是高血壓的果。因為缺氧，血壓上升了，由血管的共振方程式註[3]可知，一旦血管半徑因為血壓上升而變大，血管上之張力就會呈U形地向上增加（K變大），此時為了維持共振之特性，血管壁只好增生變厚，以增加血管壁的質量，以平衡血管張力非線性的變大，以維持血管的共振特性，以維持血管是血液壓力波導波管的特性，以維持血液之運送。所以血管硬化也應是血壓升高的果。

註

3　徑向共振之波動，可簡化相當於一個彈簧擺，彈簧之長度為血管之半徑r，因為血管變大後，有張力將r拉回去，就像彈簧一樣，可以比擬為彈性係數K，而血管之單位質量可比擬為所負載之質量M，如果彈簧擺要以相同頻率 $f=\frac{1}{2\pi}\sqrt{\frac{K}{M}}$ 振動，當K變大時，M也要變大。當血壓上升時，r變大，則K變大，所以M也要變大。

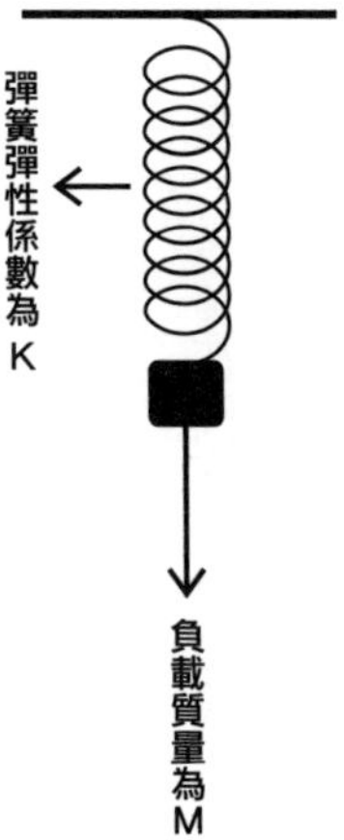
彈簧彈性係數為K
負載質量為M

心血管病成因

心血管病是最可怕的無形殺手，尤其是心血管阻塞，俗稱心肌梗塞，更是人人談之色變的惡魔。常常在沒有任何預警下，就悄悄找上您。一旦發作，不死也半條命。因為心肌是無法再生的，一旦部分心血管阻塞，血液無法通過，這部分血管供血的心肌就可能死亡。於是心肌就變少，而每個心肌其平均負擔也就必然變大，因而心臟就更不夠力，也更容易因為過勞而再次發作。

這個病是我們在脈診儀硬體完成製作後，第一個專注研究的病。前後在臺大醫院心臟科每週三次做了五年多的會診，偵測了千餘人次的脈診。不僅對此病症的脈象有了明確的了解，也對經絡理論，有了更大的信心。當時選這個病作為第一個入手的研究是有思路的。這個病會立即致死，其對血液分布的影響一定很大。而心臟又是循環的主宰，心臟的重病一定在脈象上有顯著的變化，應是比較容易分辨清楚的。

這個病可能就是古人所說的「病入膏肓」。在比對了一百多位病人的脈象後就發現，血液的堵塞點在中焦、在肺經與膀胱經的交會點附近，就在中醫所謂膏肓之附近。

這個病早期的脈象與病毒入侵的脈象正好相反。病毒入侵，抑制身體之抵抗力，因而第三、六、九諧波的能量下降，身體為了自救，將重兵駐守心臟及肺臟，也就是中焦膀胱經，因而第四及第七諧波的能量變大。

心血管阻塞卻是向心臟供血的能量被抑制了，也就是中焦膀胱經的能量變小了。而身體為了搶救，就把三、六、九也代表全身運行之氣的三個經絡的能量加強，以資補救。全身血液缺乏更嚴重時，則除了肝經（一）以外通通都能量不足了。

這個有趣而相反的脈象，幾乎是同時發現的，雖然只專心研究心肌梗塞的病人，但是病毒是無所不在的，在一些病人接受長期觀察期間，總會感冒。有趣的是，原來心肌梗塞的脈象非常清楚，一發生感冒後，反而比較像是正常人的脈象，不免覺得奇怪。

後來又量了許多感冒病人，只有感冒而沒有其他已知病痛的病人，就發現了標準的第四諧波、第七諧波能量變大，而第三、六、九諧波能量變小的感冒脈象，也同時認定，心肌梗塞的脈象與此相反。所以心肌梗塞病人的脈象，在感冒或其他病毒感染時是比較不明確的，一旦感冒好了，脈象又回到標準的心肌梗塞的脈象。

這個教訓也提醒我們，望、聞、問、切的四診，一定要互相配合支援。雖然有了脈診儀這個現代化的工具，脈診可以更精準、客觀地判斷，不必再依靠手指的主觀觸覺，但是望聞問仍是不可或缺的補充資料。當心肌梗塞的病人，脈象比較趨近平脈，但是體力反而更差，同時有感冒的症狀，仍可由望聞問而得知。此病人不僅得了感冒，可能也有心血管疾病。一般而言，病毒感染對脈象的影響最大，身體最優先處理，所以身體一旦感冒了，脈診就不靈敏了。很多中醫師都能以手指分辨嚴重的病毒感染，而能告知您感冒了。一旦脈象為感冒之脈，其他的細微疾病，不僅用手指不能辨別，脈診儀也會受到干擾，因而失去一些更精細明確的診斷能力。

許多人長期受到病毒的感染，像慢性肝炎、甲狀腺病變等等，變成慢性病。於是第三、六、九諧波這個全身運行的能量，長時間被壓抑，不僅體力不足，也會產生許多副作用。以前有位非常有名的明星教授，就一再被中醫師診斷為感冒，而他的視力也逐年退化，終至失明。可是二十餘年前，對長期病毒感染並不了解，雖然由脈診知道他有病毒感染，而且，三、六、九諧波之能量皆非常低下，但卻不知如何著手救治，非常可惜。

在人類及動物間，有許多病毒，例如害怕的感冒、愛滋、肝炎、伊波拉等等，都是比較致命的，所以才有許多學者研究。其實可能仍有成千上萬種尚未發現的病毒，在人類，甚至人類與動物之間傳遞，只是傷害很低，沒有受到重視，而未深加探究。但由脈診仍可能看到許多人有受到病毒感染的脈象，表面上只是體力不足、沒有活力、面有病容，認真地去做體檢，卻又查不出什麼特別的病來。第三、六、九諧波的能量長期地受到壓抑，不僅抵抗其他病原的能力低下，各種生理功能也會變差，是否會引起其他併發症，甚至過勞死，都是未來研究的好題目。而由脈診早期發現慢性帶原，不論是什麼病毒，都可能經由增強免疫力加以治療。

在研究心肌梗塞時，為了找尋血流堵塞的部位，找到了膏肓的位置，病患在此位置附近的穴道，都會有瘀而呈黑色或暗紅色。由此觀察更肯定了，中焦是第四諧波，而膀胱經是第七諧波的想法。同時，也提示了經絡及臟象的觀念，以及內臟疾病可以外治的可能。所以要治療心肌梗塞，一方面要服用增強第四及第七諧波能量的歸經藥方，同時也要以外治方式，將在膏肓附近穴道的瘀以外力協助化去，就能很快地改善，再經由脈診追蹤就能痊癒。而脈診也可以做這方面的健檢，只要發現有些堵塞了，就能提早內外兼治，消去疑慮。

在研究心肌梗塞的脈象時，有許多意外的發現，有病人心口痛，以為是心肌梗塞；結果脈診一看，胃經（第五諧波）有病。當心臟力量不夠時，會將送往胃經的血流降低，所以心臟不好的人，常常胃不舒服，其實這是生理的保護機制。胃經與胃口有關，胃經供血不足，胃口就不好，吃得少些、體重降了，心臟的負擔也就減輕，如此就保護了您的心臟。我們發現胃經是第五諧波也有一個故事，黃民德大國手的夫人，胡秀卿女士，也是有名的中醫師。有次她召集女中醫開學術會議，我受邀去演講，就帶了脈診儀去收集資料。

那天在飯前有個酒會，我們就做了三十多個人次的脈診，也有些人同時測了飲酒前及飲酒後的脈象。當時就發現，所有喝過酒的人，第五諧波都升高起來。仔細一想，「開胃酒」，飯前飲酒就是為了增加胃口，這件事已傳誦很久。我們以脈診只用了半天，就得到直接的證據。也從此認定第五諧波是胃經的共振頻率。孕婦也有相同的脈象，胃脈會增強，如果胃脈沒增強，反而變弱，就會失去胃口，進而害喜。

心臟衰弱的人，另一個明顯的指標，就是手腳容易扭傷，一個人如果一下子右拇指扭傷，過一陣子又是左腳踝扭到，很可能是心臟的問題。如果常常手腳扭傷，就該多做溫和而重複的運動來加強您的心肺功能。例如香功、走路、甩手等等，都是很好的。其實由這些扭傷的位置，也可以提示各個經絡的共振頻率，例如由食指扭傷，可以知道大腸經是第八諧波。

在做心臟功能研究的同時，也發現了落枕的脈象。由脈診發現，落枕的人在中焦，第七諧波及第九諧波能量不足。於是，在背上找瘀之所在，就發現是在膏肓更上面一些，在膀胱經與三焦經之交會點之處有瘀。為求研究，就先以外治的方法由瘀點沿著膀胱經先去瘀；症狀果然好一些，然後再由瘀點沿著三焦經去瘀，不到半小時，症狀已清除大半。再做些柔軟的運動就全好了。這個研究做了幾次之後，也就認定三焦經的共振頻率是第九諧波。

參考資料

這裡將引述一些近年來經由最知名的大眾傳播介紹的資料，因它比較通俗，也比較沒有爭議性。將摘要翻譯，以供大家參考，並註明原文出處，各位讀者如想進一步了解，也可查得到。

一、《華爾街日報》，二〇〇八年元月三十日，第十版，經濟與政治版。著者：Thomas. M. Burton，題目為研究證明頭部的傷害是社會性疾病之重要原因：腦子的研究連結精神上的問題與很久以前受到的撞擊。

研究人員發現一些不相干的社會問題，或廣泛的各種疾病，例如學習困難，到流浪漢及酗酒。頭部受到重創會導致認知及行為上之異常是已廣被接受的，美國疾管局認為五百三十萬人因腦部受傷而產生精神及生理之障礙。這個新論點認為，過去頭部受到撞擊，不論是否造成失去意識，都可能是社會，或職業，或精神上之問題。這種撞擊，或打擊，不會腦子造成立即傷害，但仍可能有長期後遺症，造成行為及認知上的障礙。

由這個發現可推論，任何受傷都可以干擾血循環，造成後遺症，而腦子因為需要更多氧氣，循環受到干擾後，後遺症也比較容易觀察。由共振循環理論可知，頭部穴道都在最佳共振狀態，稍受干擾，對認知、行為、情緒……都會造成影響，因為供血受到傷害，神經不能正常工作。所以任何頭部受傷，不論大傷、小傷，都要好好復健。

二、MSNBC, 4:05PM ET. Dec 1 2008, Associated Press，老年人的憂鬱症與心臟病有關。而壓力的賀爾蒙又可能引起一種脂肪，可能導致糖尿病或心臟病。這種脂肪是堆積在內臟之四周，而不是一般的肥胖的脂肪。這種堆積在內臟的脂肪與精神的狀況有關。有憂鬱症的人在內臟四周堆積的脂肪比正常人多了兩倍。

這個消息同時與氣與水皆有關。在《水的漫舞》中曾提出，心肺功能不好的人，二氧化碳無法順利排出，只好溶在水溶液中，再用脂肪包裝起來，堆積在比較不會妨害運動或生理功能的位置，例如肚子內部形成大肚皮，雙下巴、蝴蝶袖……也就包含這些在內臟四周的脂肪。這些脂肪是用來包裹酸水的，這些內臟脂肪與代謝性疾病有密切關係的真正原因，應是心肺功能不足，引起酸水堆積。所以心肺功能不足才是因，酸水造成內臟脂肪堆積是果。而不是由這種脂肪產生心臟病或糖尿病。這個例子也就是以相關性來研究生理或病理現象的盲點。白頭髮與掉牙齒有相關性，不能證明白頭髮引起掉牙齒，或掉牙齒引起白頭髮，其實都是老化的結果。

而內臟脂肪、憂鬱症、糖尿病都可能由心肺功能不彰引起，所以相關性很高，但這些都是果，而心肺功能不彰才是因。在現代醫學研究中，過度重視統計學與相關性，論文固然比較容易發表，但也難免在諸多結果之中找其因，甚至倒果為因。

三、BBC News, 2009/07/14 23:04 GMT，低ＩＱ也是心臟病的危險因子：在考慮了所有九種已知的心臟病的危險因子之後，發現僅僅智商較低，當高社會經濟族群與低社會經濟族群做比較時，可以解釋百分之二十三死亡率的不同。這種現象之可能解釋：(1)低智商就是健康不良的結果，而為其指標；(2)因智商不高，而不知如何為自己保健，因而不健康。

這個資料很有趣，有點蛋生雞或雞生蛋的味道。老年人因心肺功能不彰而退化、痴呆，痴呆又引起進一步的健康惡化。總之，身心是合一的，身體健康，心智也會健康。心智健康也比較會選擇對身體健康有益的行為。

四、BBC News 2008/09/16 01:42 GMT，一千名關在英國監獄中的年輕罪犯，幾乎從不吃生魚。在這些罪犯的飲食中增加了魚油的膠囊。在這個大規模研究之前，二〇〇二年的小規模實驗，發現這些罪犯降低了三分之一的不守規矩行為。「我們都由營養指南來增進身體之健康，這個研究進一步指出，營養也會增進精神上的健康」。這些營養增進腦中之神經細胞功能，因而增進處理社會功能之信號。當這些營養不足時，腦子不能抑制衝動或侵略性的行為，這些營養使得腦子工作得更正常。

這個資料提供了身心、行為健康的可能關聯性，其實只要身體缺氧，身心、行為都會不健康。缺氧會造成高血壓、代謝病、腦神經不穩定……是百病之源頭，多吃些油，尤其是魚油。由油來產生能量，就會降低二氧化碳的生成及氧氣的消耗（請參看《水的漫舞》）。而魚油更能改善血管的狀態，就更有效些。但在海中的大魚，因為在食物鏈之最上層，容易累積重金屬，因而其魚油中常有重金屬汙染，長期食用，要格外小心。

五、BBC News, Dr. Joanna Moncrie Metal health expert 2009/07/15，化學治療的迷思：神經傳導的平衡，一直被認為是治療許多精神失調的良方。但是這些藥物，其實與酒精、大麻是一樣的，是精神活性藥物，把人帶到「藥物引發的精神狀態」。雖然很多論文發表血清素與沮喪有關，但從沒有充分科學證明沮喪的病人在那一個特定的血清素的系統有異常。病人被告知，這些化學治療會改善症狀，但是並沒有被告知「我們並不知道這些化學在腦中是如何運行的」。這些藥物會同時抑制許多其他的思考及感覺。醫生及病人都需要了解更多關於這些精神活性藥物的特性及產生之作用。

這個資料發人深省，尤其是搖滾天王麥可．傑克森，因神經性藥物猝死之後。神經傳導物質是近代重大科學發現。但是腦中只有十數種神經傳導物質，如果不經過仔細評估，就把某種傳導物質含量提高或降低，尤其是全腦子全面性的提高或降低，恐怕副作用比療效還大。目前美國正在檢討由醫生處方的麻醉藥物，表示像麥可．傑克森這樣成癮的人，成千上萬。

六、BBC 2009/07/12 23:04:42 GMT 血流緩慢阻礙 Statins（HMG-CoA 還原酶抑制劑）的療效：在血流緩慢的身體部位，其中之動脈較不能受到 Statins 的保護。Statins 促進生成抗氧化分子，每年估計急救了一萬個英國人，使其心血管病不致發作。因為 Statins 可降低有害的低密度膽固醇之生成。

「這些血流緩慢的動脈是最可能發生病變的，卻正是 Statins 治療最不能發生作用的位置」（Dr. Justin Mason, Imperial College London），這真是加倍的不利。

這個消息非常震撼，更是有趣。與上一個消息有相互呼應之效果。腦中缺乏傳導物質而失去平衡之位置，可能也正是化學治療、藥物無法送達的位置。其實這是西醫給藥的共同「困境」。愈是細菌生長的位置，就愈是血液到不了的位置，也就是抗生素給藥後無法送到的位置，又如何殺死細菌？

我們一直認為將血液循環改善，而且是定點式的改善，將是中醫未來最大的發展，也是中西醫結合的最佳途徑。

七、MSNBC 2007/07/23，沒有熱量，相同的味覺（相同的心臟病風險）：

「蘇打水，即使是無糖無卡的蘇打水，也與增加糖尿病及心臟病有密切關聯。

研究發現，成年人每天飲用一份以上之蘇打（含二氧化碳之飲料），不論是一般的或是無糖無卡的，都會增加百分之五十以上得到代謝綜合症——一組的風險因子，包含腰部脂肪過多、「好」膽固醇不足、高血壓等綜合症，因而提高心臟病及腦中風的發生機率為二倍，也更容易得到糖尿病。

在這個無糖無卡蘇打水的研究之前，Vasan 教授曾做過飲用一般的有糖的蘇打水的實驗，而發現對代謝綜合症的誘發有重大關聯。

這些飲料不知為何增加了體重，多了百分之三十一的機會變成痴肥，而多了百分之三十的機會增加腰圍，增加百分二十五的機會成為血中高三酸甘油脂患者，多了百分三十二的機會高密度（好的）膽固醇會過低。

目前 Vasan 教授的解釋，認為愛喝蘇打水的人，可能也比較愛糖味，所以平時飲食也會選用較多精糖類製品。

美國飲料協會 Feely 主席指出，低卡低糖飲料是百分之九十九的水加上少許調味料，竟然會與暴飲暴食一樣增加腰圍及腰部脂肪，「完全」與常識不符。

這個消息在《水的漫舞》出版後才公布出來。現在正好補充說明一下。一般性的蘇打水，與無糖無卡的蘇打水，都有二個最重要的成分。一個是 Feely 主席提出的水，另一個是二氧化碳。「二氧化碳是毒」，就是《水的漫舞》一書的主要論點。

蘇打水中溶解了巨量的二氧化碳，這些二氧化碳一旦喝進肚子裡，不會由打嗝也不會由放屁排出體外。二氧化碳可是在細胞中自由旅行，只能由紅血球帶出來。這些大量吃進體內的毒素，就與其他排不出來的二氧化碳一樣，堆積在內臟之四周，用脂肪包裹，而增大腰圍，過多的二氧化碳毒素才是心臟病、高血壓、糖尿病的元凶，腰圍過大只是另一個結果。

飲料協會主席當然要說「不符合常識」，否則會影響飲料市場。其實是我們沒有「二氧化碳是毒素」的常識。

補充說明

一、米穀之精：中醫文獻常說米穀之精，認為是食物的精華、營養的要素。我們曾做過一些實驗，人在吃飯之前，三、六、九諧波之能量比較大。心臟跳動較沒力，也較慢，是比較衰弱的。吃了飯以後，心跳比較有力也比較快，而二、四諧波的能量變大。表示飯後血液主要在中焦腎經，也就是在胸前肋骨接近身體中軸的位置，一直到胃以下。此時各種過敏症狀都會改善，氣喘也會減輕症狀，而且手腳都感覺溫暖，頭部血液（六諧波）較少，容易入睡。這些吃飯前後之變化，只要是一般家中常見的食物，米、麵、麵包、水餃、漢堡、三明治、便當……只要是各種營養：纖維、油、蛋白質、碳水化合物等都有的食物，就有相同的生理反應，也就是都能吸收到米穀之精。

如果只喝糖水，例如飲料、果汁、咖啡、汽水，就沒有這些吃飯的效應，心臟的輸出不會增強。微循環反而因為血糖增加，血液黏滯性增加，而變成更流不動，對健康更為不利。

由此看來，三餐飲食正常是健康的要件。只要是均衡的飲食，對心血管系統都有正向的幫助。除非對某些食物過敏，否則這樣不吃、那樣不吃，尤其是根本不吃食物，只喝糖水、飲料，對身體健康是有害的。至於是否一定要吃米飯，要喝米酒，恐怕是對米穀之精的解釋過度了。

二、蔬菜的烹煮方法：《水的漫舞》書中，建議以油拌炒茶，而不推薦水煮菜。

最近一再被追問，以油拌炒菜如何烹煮最好。為什麼最好？補充於下。蔬菜是纖維素的主要來源。以炒菜的方式將纖維素體積壓縮，因而可以吃到更多的纖維素，比生菜的分量要多多了。何況生菜用的醬料是非常胖人的。

拌炒菜時，先將菜放入炒鍋中乾炒，以利脫水，將蔬菜體積縮小，待蔬菜炒熟後，先關火，才倒油拌勻。如此使用之油分量不大，而且充分地包裹在蔬菜的外表。

因為關火後才加油，不論使用什麼油，飽和或不飽和都沒有油煙的問題，也沒油脂氧化或酸化的問題，保證油品的健康。

這樣煮好的蔬菜，還有耐餓的功能。一般水煮青菜，固然健康，可是吃完不到一小時，肚子又餓了，如果又去找食物，豈不是破功。

以油脂包裹的蔬菜，進入胃中後，胃壁由對食物表面的觸覺，會認為是油脂或肥肉。一下子進來大量的油包菜，胃以為是一大堆肥肉（其實不到一湯匙的油），不敢一下子送到腸子去。這是消化系統保護心血管的機制。當油脂太多時，在胃中的存留時間就會變長，以延長油脂進入腸道被吸收的時間，降低在血管中輸送的油脂濃度，預防血管的病變。

所以吃了這種油包菜，如果一餐以此為主食（其他餐可以自由些），效果特好。晚上六點吃了一碗油包菜，不需消夜，到了半夜也不覺得餓，還有節能減碳的功效，所以不需意志力，就可輕易減肥。華人的傳統食物，油飯、油條都特別耐餓，也是相同的道理。但是否同樣健康，就要看製作的材料與製造的過程了。

三、諧波的結構：《氣的樂章》書中曾指出各經絡的共振諧波（如書中圖文）。最近我們以圓圈形的末端作為邊界條件，重新計算徑向共振方程式的解。發現在圓圈形的邊界條件下，不論由圓圈向外延伸的小血管中的開口是打開的或關閉的，其解只有一個，與一條直管而末端閉口是一樣的。此時血流在圓圈之最遠端為零，因為由二個分支流過來的血流，因對衝而消失，但血壓卻是最大點。所以由血壓來看，圓圈之最遠點都是波腹。

由血壓波的角度來看，將原來波節的邊界條件全部改為波腹。像撥吉他的弦一樣，要撥在弦長的七分之一處，各諧波的共振最好。由鼻下人中（頭上的圓圈形末端 Circle of Willis 在人中之內，腦子下方）量到腳掌下的湧泉，心臟也約在七分之一的位置。而肝約在心臟的對稱位置，腎臟連結在第二諧波的波腹，脾連結在第三諧波的波腹，肺連結在第四諧波的波腹，似乎都與共振腔的設計原理相符。

而第一諧波的波長則約為身長的兩倍，身高一七五公分的人，約為三．五公尺，也與生理相符。同理如果動物身長愈長，此波長就愈長。因為血管的一些基本的機械性共振條件是相似的，血壓也是相近的。所以動物的心跳速率就與身長成反比了，大象一分鐘跳十幾次，人跳七十次，狗跳一百多次，老鼠跳三百多次。

四、駐波與停留解之比較：

駐波：波在導波管之兩端都要強反射，在導波管之中途，能量也不能損耗，否則無法駐在原位置。這種波動方式在動物胚胎發育時，因為營養、氧氣、廢物皆由母親經過臍帶的血管進行；胎兒本身循環之動脈不需開口，故沒有消耗，因而容易產生駐波。此時體循環之功能為決定內臟、器官及血管等位置及生長規範的主要驅動力。練功時，如將小動脈開口關閉，仍可能產生局部性的駐波，在手腳等迴圈之中，因而產生外氣或外功。

停留解：嬰兒出生後，肺立即打開，自己的心肺系統開始充分運作，而循環系統也轉移到停留解。此時各器官、各手腳之迴圈都開始活化，小動脈的開口也逐漸大開，因而沿途及末端之能量損耗大增，不能維持駐波之存在，但因為各個波腹位置皆已活化，仍可將血液壓力波之解維持在與原來駐波十分相似的狀況，但此時已不再依靠反射。

五、本書介紹之三個主要病態之脈波變化：+、－之個數僅供參考。

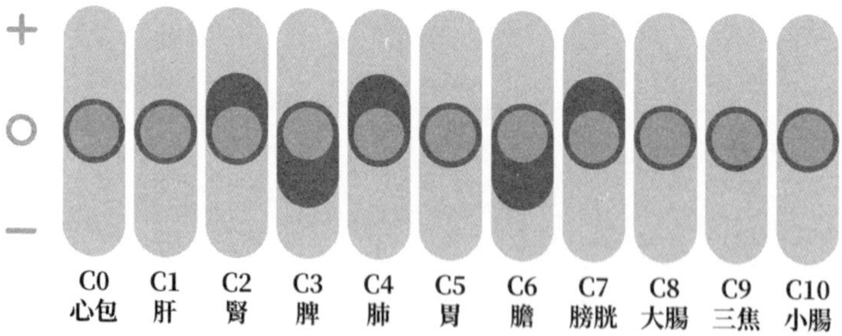

（一）感染脈相

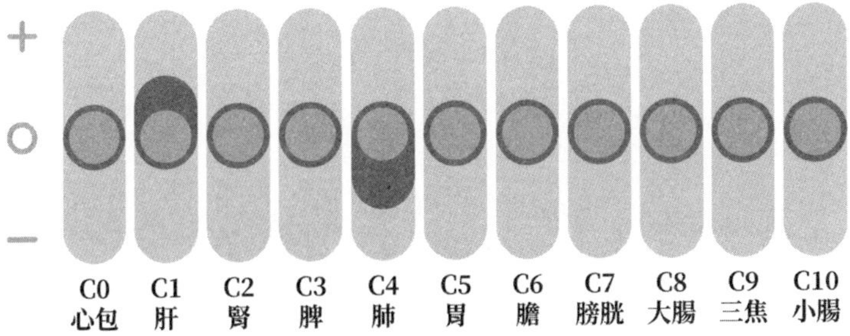

（二）高血壓

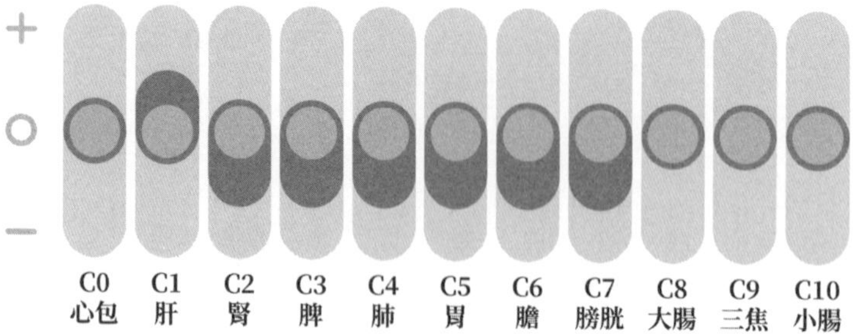

（三）心血管堵塞（循環不足）

延伸閱讀

Yuh-Ying Lin Wang, Tse-Lin Hsu, Ming-Yie Jan and Wei-Kunh Wang, "Review: Theory and Applications of the Harmonic Analysis of Arterial Pressure Pulse Waves," Journal of Medical and Biological Engineerings, 30(3): 125-131, 2010.

下載網址：金姆健康科技有限公司 研究合作 (jinmu.com.tw)

國家圖書館出版品預行編目 (CIP) 資料

氣血的旋律 / 王唯工作 . -- 二版 . -- 臺北市 : 大塊文化出版股份有限公司 , 2022.10
面； 公分 . -- (Care ; 3)
ISBN 978-626-7118-98-6(平裝)
1.CST: 血液循環 2.CST: 經絡
3.CST: 脈診 4.CST: 中醫
413.161 111013190

CARE

Good Care ,
Good Living

CARE

Good Care ,
Good Living